Prof. Dr. sc. nat. Ingrid Mletzko
Dr. sc. nat. Horst-Gerald Mletzko

DIE ZEIT UND DER MENSCH

Urania-Verlag Leipzig · Jena · Berlin

Die Deutsche Bibliothek – CIP-Einheitsaufnahme
Mletzko, Ingrid:
Die Zeit und der Mensch / Ingrid Mletzko ;
Horst-Gerald Mletzko. – 1. Aufl. –
Leipzig ; Jena ; Berlin : Urania-Verl., 1991
ISBN 3-332-00397-6
NE: Mletzko, Horst-Gerald

ISBN 3-332-00397-6

1. Auflage 1991

Urania-Verlag Leipzig · Jena · Berlin
Lektor: Annette Bromma
Zeichnungen: Matthias Kleinwächter und Holger Schäfer
Einbandzeichnung: Gerd Ohnesorge
Typographie: Dolores Rothe
Satz und Druck: INTERDRUCK Leipzig GmbH
Printed in Germany

Inhalt

Vorwort

Natürliches Licht und Wärme auf unserem Planeten Erde verdanken wir der Sonne. Mit der Natur und ihren geophysikalischen Zyklen befand sich der Mensch seit Beginn seiner Existenz in Übereinstimmung. Durch menschliche Aktivitäten heraufbeschworene Umweltveränderungen brachten die ursprüngliche Synchronisation in nicht unbedenkliche Situationen: Technik, Chemieindustrie, Schichtarbeit, Fernsehen u. a. beeinflußten nicht nur unseren Wach-Schlaf-Rhythmus.

Der Zeitaspekt, dem der Mensch biologisch und gesellschaftlich unterworfen ist, soll Gegenstand des vorliegenden Buches sein. Es ist als Ergänzung zu den bereits erschienenen Darstellungen „Die Uhr des Lebens" und „Biorhythmik – Elementareinführung in die Chronobiologie" gedacht.

Dem Charakter der Buchserie entsprechend wurde auf Literaturzitate weitgehend verzichtet, sie stehen natürlich Interessenten auf Anfrage zur Verfügung.

Die im folgenden vorgestellten Problemausschnitte der Chronobiologie sollen helfen, die Erkenntnisse in zahlreichen Anwendungsgebieten heimisch werden zu lassen. In diesem Sinne sind die Autoren für alle Hinweise und Anregungen stets aufgeschlossen und dankbar.

Ingrid und Horst-Gerald Mletzko

Vom Leben und seiner Zeit

Jeder Tag hat genau 24 Stunden und steht unterschiedslos jedem Erdenbürger alltäglich zu. Relativ einheitlich gehen die Menschen in den entwickelten Ländern der Erde zu einem Drittel dieser 24 Stunden einer Arbeit nach, etwa ein weiteres Drittel schlafen sie, und schließlich bleibt ein Drittel für die Freizeit. Somit ergibt sich recht eindeutig eine 8-Stunden-Rhythmik, ein Lebensprozeß, der streng an die geophysikalische Vorgabe Tag und Nacht gebunden ist.

Durch die Erdrotation steht das Sonnenlicht den Lebewesen durchschnittlich etwa 12 Stunden lang zur Verfügung, und nur der Mensch kann mit Hilfe der Erfindung des elektrischen Lichtes den für seine Aktivität wichtigen Hellanteil des Tages verlängern. Dieser besonders in den Wintermonaten augenfällige Vorteil zeigt an, daß das Leben nicht nur einer strengen Tagesrhythmik, sondern auch einer Jahresrhythmik unterliegt. Die Entwicklung des Lebens auf der Erde ist außerhalb der rhythmischen Sonneneinstrahlung undenkbar, sie ist eine unabdingbare Lebensvoraussetzung.

Alle biologischen Abläufe lassen sich in ein Vorher und ein Nachher, das durch das Jetzt verbunden ist, gliedern und erweisen sich damit als irreversible Prozesse.

Gehen wir davon aus, daß die Evolution der Materie ein prinzipiell einheitlicher Prozeß ist, dann ist zu schließen, daß alle grundlegenden Zeitstrukturen, die wir aus der nichtlebenden Natur kennen, auch in den Lebewesen in dieser oder jener Form anzutreffen sind.

Die Eiweißmoleküle erlauben eine äußerst vielfältige Strukturierung der Raum-Zeit-Einheit, gestatten eine organisatorische Selbständigkeit dieser »offenen« Systeme fernab vom thermodynamischen Gleichgewicht. Flexibilität und Anpassungsfähigkeit sind dem Leben innewohnendes Ordnungsprinzip. Die notwendige energetische Systemstabilität ist als Fließgleichgewicht nur über eine zeitliche Funktionsordnung zu erreichen, die zahlreiche aufeinander abgestimmte Schwingungsprozesse vereint. Sie ist wiederum Voraussetzung für die Abstimmung mit ökologisch vorgegebenen Schwingungen. Die arterhaltende ökologische Nische gilt es als Topo- und als Chrononische zu behaupten, das heißt, daß jedes Tier und jede Pflanze an einem bestimmten Ort zu einer bestimmten Zeit seine Aktivitäten realisiert.

Der Mensch, der sich morphologisch-genetisch, also auf biologischer Ebene, nur langsam verändert, hat sich durch die Einführung von technischen Zeitmessern, wie Kalendern oder mechanischen und elektronischen Uhren, fast vollständig von seiner inneren (endogenen) Zeitvorgabe für eine zeitliche Abstimmung mit den äußeren (exogenen) Zeitvorgaben gelöst. Die im Laufe der menschlichen Entwicklung stets zunehmende Informationsdichte machte genaueste Zeitpunktdetermination zu einem unerläßlichen Kriterium des Funktionierens der vielfältigen gesellschaftlichen Beziehungen.

Der Mensch als bio-soziales Wesen versucht in seiner gesellschaftlichen Entwicklung die Naturgegebenheiten so zu erfassen, daß er sie schrittweise tiefer und vollständiger erkennt, daß er sie immer besser hinsichtlich ihrer Raum-Zeit-Komponenten nutzen kann. So spielt der Faktor Zeit in der menschlichen sozialen Entwicklung eine immer größere Rolle und wird zu einem bestimmenden Element des Fortschritts.

Zu Fragen der Biorhythmik

Die bewußte zeitliche Einordnung der Handlungen in Gestern, Heute und Morgen ist wohl nur dem Menschen zuzusprechen. Der Faktor Zeit ist aus dem persönlichen wie auch dem gesellschaftlichen Leben nicht wegzudenken. Über die Voraussicht der Menschen, ihre Handlungen zeitdeterminiert zu planen, ergibt sich überhaupt erst das zielgerichtete Zusammenwirken vieler. Aber auch in der Tierwelt kehren z.B. die Schwalben jedes Jahr innerhalb einer geringen Tagesdifferenz aus dem heißen Afrika zurück. Die Fische beißen zum Leidwesen des Anglers nur während weniger Stunden des Tages. Der Hahn kräht selbst im dunklen Stall am Morgen zur rechten Zeit, und auch viele Menschen sind in der Lage, früh zu einer bestimmten Zeit zu erwachen. Diese »Kopfuhr« hat, während wir im tiefen Schlaf lagen, für das Aufwachen gesorgt.

Die »innere« oder »physiologische Uhr« läßt sich in allen Lebewesen feststellen, sie ist selbst in Zellkulturen, ja in Einzelzellen aktiv. Wir sprechen von der 24-Stunden – oder von der circadianen Rhythmik. Kürzere Rhythmen finden wir für die Atmung und noch kürzere z. B. für den Puls. Verallgemeinert man diese Erkenntnis, so ist festzustellen, daß alle Bioabläufe in längeren oder kürzeren Zeitabständen schwingen. In der Biologie existiert kein linearer Ablauf, alle Arbeitsgänge unterliegen Schwingungsprozessen, wobei sich in der Regel mehrere Schwingungskomponenten überlagern.

Die Frage nach der Zeit im Organismischen ist in der Gegenwart ganz aktuell. Zu klären ist unter anderem, wann wird wo im Organismus und von wem welcher Uhrenmechanismus gestellt. Zuerst sollen aus der fast unübersehbaren Fülle zeitlich aufeinander abgestimmter Schwingungen (Oscillationen) der Einzelfunktionen einige wenige Grundgrößen als Übersicht betrachtet werden. Von 10^3 Hz bis 10^{-9} Hz reicht das Spektrum nachgewiesener biologischer Oscillationen. Aus der Vielfalt dieser breiten Frequenzvarianten lassen sich endogene Rhythmen herausfinden, das sind solche, die keine Entsprechung hinsichtlich ihrer Frequenz in der geophysikalischen Umwelt haben. Endogene Rhythmen sind durch biosystemeigene Zeitgeber (Sinusknoten des Herzens) gekennzeichnet. Dagegen sind exogene

Rhythmen des Organismus streng an Zeitvorgaben aus der Umwelt gebunden (Vogeluhr). Zwischen diesen Grenzfällen, die als praktisch kaum realisiert anzusehen sind, ist die breite Palette exo-endogener Rhythmen angesiedelt. Hierzu zählt man unter anderem die Tagesrhythmen.

Diese Rhythmen sind genetisch determiniert, stehen aber unter dem Einfluß exogener Zeitgeber, die den endogenen Zeitgeber steuern. Dessen Spontanfrequenz weicht um einen bestimmten, nicht allzu großen Betrag von der Frequenz des exogenen Zeitgebers ab. Die endogene physiologische Uhr wird täglich von außen, also z.B. über das Licht der Sonne, den stärksten exogenen Zeitgeber, in ihrer Ganggenauigkeit gestellt. Damit wird die zeitliche Abstimmung, die Synchronisation, der biologischen Circadianrhythmik mit dem lebenswichtigen 24-Stunden-Tag möglich. Nun wird aber durch die Schiefe der Erdekliptik im Verlaufe eines Jahres der Tag in unterschiedlich lange Anteile von Hell und Dunkel geteilt. Die meisten Tiere folgen in ihrer Aktivitätsverteilung dieser Änderung, dabei sind endogene Mechanismen beteiligt. Wir sprechen von circannua-

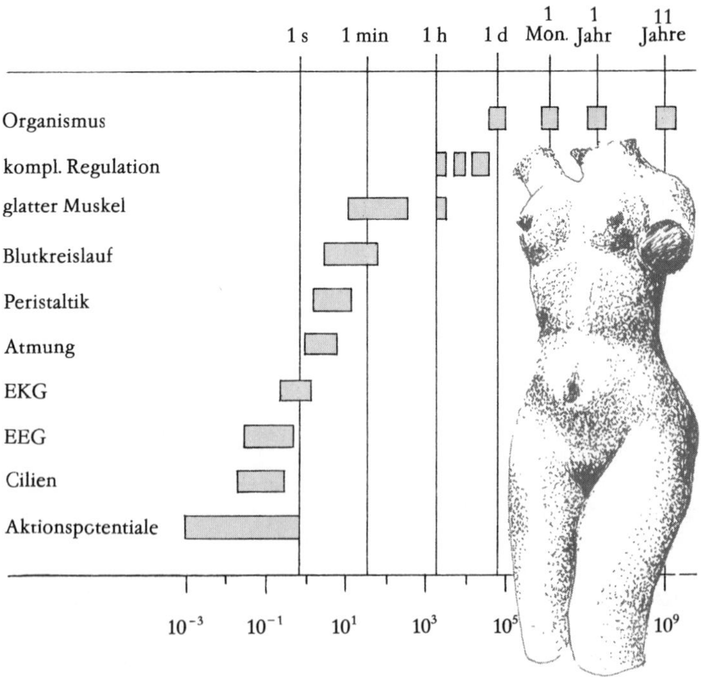

Abb. 1 Frequenzhierarchie biologischer Schwingungen bei Tier und Mensch

ler Rhythmik. Neben Tages- und Jahresrhythmen sind 11-Jahres-Rhythmen und noch längere Biooscillationen nachgewiesen. Andererseits findet man aber neben Minuten- und Stundenrhythmen auch solche im Millisekunden- und Sekundenbereich. Geht man von einer Grundrhythmik, dem 24-Stunden-Tag mit der Periodenlänge T aus, dann ist festzustellen, daß nur solche Frequenzen in Biosystemen auftreten, die sich bei Einsatz einer arithmetischen Reihe als Divisor dieser Zeit errechnen lassen. So ergeben sich für unser gewähltes Beispiel folgende Möglichkeiten: $24:2=12$, $24:3=8$, $24:4=6$ usw. Diese und auch die oben genannten Oscillationen überlagern sich in einem Organismus und werden außerdem von sogenannten Rauschanteilen überdeckt, so daß sehr oft nur über einen beachtlichen mathematischen Apparat der biologisch zutreffende und bedeutsame Anteil zu ermitteln ist (MLETZKO und MLETZKO 1985).

Die Grundgrößen der biologischen Schwingungen sind Frequenz, Amplitude und Phase. Durch ihre Messung und Berechnung erhält man Aufschluß über die jeweilige Struktur der biologischen Schwingung. Treten nun starke Abweichungen zu bereits bekannten normalen Schwingungen auf, kann dies ein Zeichen von Erkrankung des Organismus sein. Das bedeutet, daß man in den Begriff »Krankheit« neben den morphologischen auch chronobiologische Komponenten einbeziehen muß.

Nicht zu verwechseln sind die eben erwähnten Veränderungen mit den zeitabhängigen Wandlungen während der Entwicklung (Ontogenese) des Menschen, denn in diesem Falle ist das sich vielfach verändernde »Zeitbild« (Chronogramm) normal genetisch vorbestimmt.

Mit einer wissenschaftlichen Ordnung der Vielfalt möglicher biologischer Schwingungen, den Zeitstrukturen der Lebewesen in ihrer Gesamtheit, beschäftigt sich das Fachgebiet Chronobiologie. Dieses umfaßt die Biorhythmik (Schwingungen von Normalfunktionen, die Bioarhythmik (zufällige biotische Zeitverläufe), die Biopathorhythmik (starke Zeitabweichungen biologischer Schwingungen im Vergleich zu den Normalwerten) und schließlich die Bionovorhythmik (Zeitabläufe in Organismen, die keine phylogenetische Grundlage haben).

Angeborene Zeitgeber als Schrittmacher des Lebens

Jeder Student der Biologie und der Medizin hat während seiner Physiologieausbildung mit Interesse und Erstaunen beobachten können, daß das Herz eines Frosches oder eines Fisches, das aus einem frischgetöteten Versuchstier entnommen wurde, in geeigneter Nährlösung stundenlang weiterarbeitet. Die kontraktionsauslösende Eigenschaft muß also im Herzen selbst ihren Sitz haben.

Im Organismus existieren zahlreiche Strukturen mit rhythmischer Spontanaktivität, die biologische Prozesse zeitlich steuern. Sie können als endogene Zeitgeber oder Schrittmacher bezeichnet werden und sind der Herkunft nach dem Nerven- oder dem Muskelgewebe zuzuordnen. Sie bilden gut lokalisierbare Einheiten (z. B. der Sinusknoten als Zeitgeber des Herzrhythmus) oder auch diffus verteilte Strukturen (z. B. die Automatiezellen in den Darmabschnitten). Darüber hinaus ist jede einzelne Körperzelle mit Zeitgeberstrukturen versehen. Die Chromosomen enthalten neben morphologischen auch zeitliche Informationen, die gemeinsam über Eiweißsynthesen umgesetzt werden. Eine große Rolle bei der Diskussion um endogene Zeitgeber spielen die Zellmembranen. Gerade ihre rhythmisch sich ändernde Permeabilität ist eine der Grundlagen für die Schrittmachereigenschaften von Nervenzellen (z. B. Atemzentrum) und Muskelzellen (z. B. Sinusknoten). Neuro-endokrine Rhythmen steuern unter anderem solche Prozesse wie den Eireifungs- und Menstruationsrhythmus.

Die Periodenlängen endogener Zeitgeber sind nicht direkt mit Umweltperiodizitäten synchronisiert, allerdings können sie im Verband des Gesamtorganismus und in Anpassung an aktuelle oder längerfristige Leistungsforderungen aus der Umwelt oder von anderen Organen stark beeinflußt werden. Das vegetative Nervensystem und das Hormonsystem haben für die Vermittlung zwischen den exogenen Zeitgeberbedingungen, den exo-endogenen Circadianrhythmen und den endogenen Schrittmachern eine große Bedeutung. Da Schrittmacher auch nach Isolation aus dem Gesamtorganismus tagesrhythmische Veränderungen ihrer Frequenzen und Amplituden aufweisen, wie z. B. isolierte Darmstücke, kann das Vorhandensein einer Tagesperiodik der Schrittmachereigenschaften nicht ausgeschlossen werden.

Schrittmacher und gesteuerter Prozeß sind jeweils relativ eigenständig.

Daß rhythmische Aktivität etwas Grundlegendes ist, zeigt sich auch darin, daß die ersten in der Embryonalentwicklung entstehenden Herzzellen bereits rhythmisch zucken, das heißt, daß von Beginn ihrer Existenz an die regelmäßige elektrische Entladung ihrer Zellmembran ein Charakteristikum ist.

In jeder Zelle geht es rhythmisch zu

Bei Vermessungen von Zellkerngrößen verschiedener Organe lassen sich im Verlaufe des Tages sogenannte »funktionelle Kernschwellungen« eindeutig nachweisen (CASPERSON u. HOLMGREN 1934, SCHLENZ 1948 u. a.). So erreichen die Zellkernvolumina der Leber männlicher Albinoratten in der Aktivitätszeit, also nachts, ihre maximalen Abmessungen und vor Ende der Ruhezeit, am späten Nachmittag, die minimalen. Auch in der Schilddrüse werden während der nächtlichen Aktivitätszeit die größten Kernvolumina festgestellt, am Vormittag die geringsten. Anders dagegen verhalten sich die Zellkerne der Nebennierenrinde, die während der nächtlichen Hauptaktivitätszeit geringere Volumina aufweisen als während der Ruhezeit der untersuchten Tiere.

Die mitotischen Zellteilungen der menschlichen Epidermis erreichen nachts ihre größte Geschwindigkeit, weshalb es durchaus berechtigt ist, die stärkste Erneuerung und damit auch

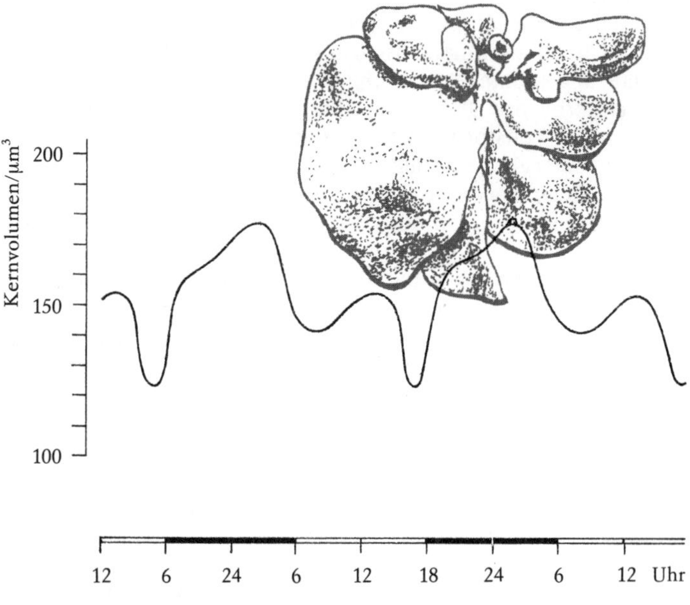

Abb. 2 Tagesrhythmische Kernvolumenveränderungen von Leberzellen männlicher Laborratten im LD 12:12. (Mletzko 1977)

Reparaturrate der Haut für die Nacht anzunehmen. An Ratten teilt sich das Hornhautepithel des Auges ebenfalls während der Ruhezeit am intensivsten. Die Änderungen der Zellkernaktivität stehen im Einklang mit denen des Zellstoffwechsels. Und hier kann man z. B. feststellen, daß sich in einem scheinbar so homogenen Organ wie der Leber die Tagesrhythmik des Sauerstoffverbrauchs der einzelnen Leberlappen deutlich voneinander unterscheidet. Es ließ sich nachweisen (MLETZKO 1977), daß die Leberlappen im Sinne eines Multioscillators schwingen, indem ihre Gesamtleistung zu jedem Tageszeitpunkt aus wechselnden Anteilen der Leberlappen resultiert. Entsprechende Untersuchungen an anderen Organen könnten unsere Vorstellung von der zeitlichen Funktionsordnung wesentlich erweitern und sie damit auch einer Beeinflussung zugänglich machen.

An isolierten Erythrozyten, die bei Säugetieren bekanntlich kernlos sind, konnten tagesrhythmische Veränderungen der Enzymaktivität festgestellt werden. Damit wird deutlich, daß nicht nur der Zellkern für die rhythmischen Funktionsveränderungen verantwortlich ist, sondern auch andere Zellbestandteile wie z. B. die Zellmembranen.

In den Zellkernen ist der Gehalt an Desoxyribonucleinsäure tagesrhythmischen Veränderungen unterworfen. An Laborratten (RUBY et al. 1974) sind diese Mengenänderungen so groß, daß die Differenz zwischen Tagesmaximum (zwischen 18.00 und 19.00 Uhr) und Minimum (gegen 6.00 Uhr im Licht-Dunkel-Wechsel 12:12) signifikant ist. Dies bedeutet, daß die noch verbreitete allgemeine Auffassung über einen konstanten Gehalt der Zellkerne an DNS zu revidieren ist. Die Mitochondrien, Zentren des Zellstoffwechsels, verstärken in Vorbereitung auf erhöhten Energieverbrauch ihre respiratorische Kapazität. Das Succinat-Dehydrogenase-System weist tagesperiodische Aktivitätsunterschiede auf. In den Mitochondrien der Rattenleber erreicht es während der Aktivitätszeit in der Nacht die höchste Wirksamkeit, was etwa parallel zum O_2-Verbrauchsmaximum der Mitochondrien liegt. Ähnlich verläuft der 24-Stunden-Rhythmus der alkalischen Phosphatase (MLETZKO 1977). Dagegen finden wir den höchsten Glykogengehalt der Leberzellen während der Ruhezeit der Tiere am Tage (PHILIPPENS 1974). Bei entsprechenden Untersuchungen am Menschen und auch bei der Einschätzung von Noxen sollte dem Aspekt der tageszeitlich unterschiedlichen Belastbarkeit speziell der Leber besondere Aufmerksamkeit gewidmet werden, hat sie doch umfangreiche Entgiftungsfunktionen zu erfüllen.

Der Zellteilungsrhythmus als Merkmal der zeitlichen Organisation ist organspezifisch und kann für den reifen Organismus in vier Hauptgruppen untergliedert werden (BERTOLINI 1969):

1. Vegetative intermitotische Zellen – sie teilen sich lebenslang

bzw. ab Beginn der Pubertät lebhaft. Dazu gehören die Zellen der Epidermis, die Blutstammzellen und die Spermatogonien.
2. Differenzierte intermitotische Zellen – Zellen mit weniger raschen Zellteilungen. Dabei wird über mehrere notwendige Zellteilungsschritte ein jeweils stärkerer Differenzierungsgrad erreicht, wie z. B. bei der Entwicklung der Erythrozyten aus den Erythroblasten.
3. Reversibel postmitotische Zellen – das sind Zellen, die sich selten teilen, es sei denn, bestimmte Regenerationsanforderungen veranlassen eine beträchtliche Erhöhung der Zellteilungsfrequenz. Dies sind die Leberzellen, Epithelien der Nierenkanäle, Epithelien in der Schilddrüse.
4. Fixierte postmitotische Zellen – ohne offensichtliche Teilungsmöglichkeit, Zellen höchster Differenziertheit, wie z. B. Nervenzellen, Herzmuskelzellen, Skelettmuskelzellen.

Diese Unterschiede der Zellzyklen haben Beziehung zu der Intensität des Eiweißstoffwechsels, der in der letztgenannten Gruppe um ein Vielfaches geringer ist als in der ersten.

Aus Versuchen an Einzellern und an zellfreien Extrakten kann geschlossen werden, daß die Eiweißsyntheserhythmen als regulierende Faktoren für zelluläre Rhythmen in Frage kommen. Bei Säugetieren konnten für eine Reihe von Eiweißen im Nervensystem (Neuropeptiden) Tagesrhythmen festgestellt werden. Diese auf ihre Rhythmizität untersuchten Eiweiße werden im Hypothalamus, dem für die Verbindung des Gehirns mit dem Hormonsystem entscheidenden Hirnteil, bzw. in den sogenannten Corpora mammillaria freigesetzt oder ihm zugeleitet. Enge Wechselwirkungen bestehen zwischen diesen Eiweißsyntheserhythmen und denen der Hormone von Hirnanhangsdrüse, Nebenniere und den daraus resultierenden Rhythmen nachgeordneter Hormondrüsen. Besonderes Interesse erregten in den letzten Jahren die Zellen des Nucleus suprachiasmaticus im Zwischenhirn als eines möglichen zentralen Zeitgebers für die Synchronisation der Organrhythmen. Hier konnten Eiweiße nachgewiesen werden, die nicht nur wesentlich sind für die Regulation hormonaler Rhythmen, sondern auch Bedeutung haben für die Synchronisation mit äußeren Zeitgebern. Und außerdem ist die Konzentration verschiedener Neuropeptide in diesem Kern (Nucleus suprachiasmaticus) ein möglicher Weg der Abstimmung zwischen diesen Eiweißen. Weitere Forschungen hierzu sind notwendig.

Den endogenen Charakter der rhythmischen Phänomene auf zellulärer Ebene zu belegen sind solche Zellen besonders geeignet, die als Schrittmacherzellen im Nervensystem, im Herzen, im Magen-Darm-Trakt und in anderen Organen durch rhythmische Änderungen ihrer elektrischen Membranladung die rhythmische Tätigkeit der entsprechenden Organe und Organsysteme garantieren. Dies ist auch bei Ausschluß möglicher anderer Zeitgeber, z. B. bei Isolierung des Organs aus dem Gesamtorganismus, gesichert. Diese und andere Schrittmacherzellen bringen artspezifische Entladungsrhythmen hervor, sie sind ein weiterer Hinweis auf genetisch angelegte Zeitprogramme. Dies gilt für Krebse und Insekten genauso wie für Wirbeltiere; und auch bei Einzellern sind rhythmisch tätige Zellorganellen, wie z. B. die pulsierenden Vakuolen oder Cilien zur Fortbewegung Voraussetzung für die Realisierung von Lebensfunktionen.

Zellen, die aus chronobiologischer Sicht ganz besonderes Interesse verdienen, sind die Keimzellen. Man denke an die Vielfalt möglicher Ovarialzyklen bei verschiedenen Tierarten. Ohne hier auf Zeitgeberwirkungen durch Hormon- und Nervensystem einzugehen, ist allein schon der Entwicklungs- und Reifungsprozeß dieser spezialisierten Zellen Ausdruck komplexer Steuer- und Regelprozesse mit zeitdeterminierten Abschnitten (ROSENBAUER 1969).

Während der Embryonalentwicklung entsteht als Teil des Coelomepithels das Keimepithel mit den Urkeimzellen, die in die darunterliegende Gonadenanlage einwandern. Hier bilden sich für eine weibliche Anlage die Pflügerschen Schläuche. Die jetzt ablaufende Differenzierung läßt als weibliche Struktur die Follikularstränge entstehen, die bald durch Epithelstränge ersetzt werden. Diese Stränge gliedern sich in sogenannte Eiballen. Ureizellen (Oogonien) lagern sich mit Epithelzellen zusammen, und jeweils eine Oogonie bildet mit der umgebenden einschichtigen Epithelzellschicht den Primärfollikel. Diese Vorgänge sind beim Menschen kurz nach der Geburt im wesentlichen abgeschlossen, so daß zum einen die Zahl der Primärfollikel zu diesem Zeitpunkt bereits feststeht (etwa 200 000 in jedem Ovar). Im Gegensatz dazu sind die männlichen Keimzellen während des Fortpflanzungsalters in den samenbildenden Hodenkanälchen durch ständige Teilung der Spermatogonien gekennzeichnet. Eine gewisse Anzahl von ihnen entwickelt sich über Teilung zu Spermatozyten I. und II. Ordnung weiter zu Spermatiden. Diese reifen direkt verbunden mit sogenannten Stützzellen (Sertoli-Zellen) zu den Spermien, die, in den Nebenhoden gesammelt, endgültig ausreifen. Bereits ab 3. Monat des Embryos entstehen die Leydigschen Zwischenzellen, die mit Beginn der Pubertät das Hormon Testosteron bilden. In den etwa 200 Hodensträngen bilden sich ab 4. Embryonalmonat die Hodenkanälchen. Erst zu Beginn der Pubertät ist diese Bildung abgeschlossen, und der Reifungsprozeß der Spermatogonien beginnt. Er setzt sich bis ins hohe Alter, wenn auch später verringert, fort.

Zeitansagen für innere Organe

Körpereigene Zeitgebermechanismen liegen in dieser oder jener Form der Tätigkeit aller Organe zugrunde, seien sie nun innerhalb der Zelle, des Organs oder in funktionell übergeordneten Organen lokalisiert. Für einige durch solche Zeitgeber gesteuerte Rhythmen haben sich Begriffe wie Automatie (Herztätigkeit, Atmung), Spontanaktivität (Nervenzellen), Autonomie (Darm) in der Physiologie eingebürgert. Sie umschreiben letztlich alle dasselbe Prinzip.

Zur Gewährleistung des Zusammenwirkens aller spontan tätigen Untereinheiten des Organismus ist Einflußnahme über vegetatives Nervensystem und Hormonsystem unerläßlich. Beide fügen die verschiedenen Regelkreise zu einem funktionellen Ganzen zusammen.

Die spontane Aktivität der mit Schrittmachern versehenen Organe äußert sich in der Fortsetzung ihrer Rhythmen auch außerhalb des Zusammenhangs mit dem Gesamtorganismus. Sogar Teile des Herzens sind zu spontaner rhythmischer Erregungsbildung fähig. Das sind beim Menschen außer dem Sinusknoten der Atrio-Ventricularknoten und das Erregungsleitungsgewebe. Dabei sind die meßbaren elektrischen Vorgänge an diesen aus Muskelzellen entstandenen Strukturen in einer Hierarchie geordnet, der Sinusknoten generiert die höchsten Frequenzen, das Erregungsleitungsgewebe die niedrigsten.

Der Normalfall ist die Dominanz des Sinusknotens, der demnach die Kontraktionsfrequenz der Herzmuskulatur bestimmt. Die Ausbreitung jeder spontanen Erregung erfolgt über die Vorkammern, dann über die Herzkammern, wodurch die Reihenfolge der Kontraktionen bestimmt wird, die den geordneten Blutfluß von den Vorkammern in die Herzkammern und das Austreiben aus diesen mit dem systolischen Druck in die Arterien sichert. Die elektrische Erregungsausbreitung über das Herz ist als Elektrokardiogramm (EKG) meßbar, das durch standardisiertes Anlegen von Meßelektroden und ausreichend empfindliche Meßtechnik erfaßt werden kann. Folge des rhythmischen Wechsels zwischen Kontraktion und Erschlaffung des Herzens sind Rhythmen einer ganzen Anzahl abhängiger Prozesse (s. Abb. 3). Die Herzfrequenz und damit auch der Puls beträgt im Ruhezustand und je nach Tageszeit, Geschlecht und Alter beim gesunden Erwachsenen 60 bis 80/Min.

Als weiteres Beispiel für endogen gesteuerte Rhythmik wollen wir die Autonomie im Bereich des Magen-Darm-Traktes und anderer innerer Organe erwähnen. Untersuchungen am Menschen hierzu sind sehr selten. Einige Ergebnisse liegen aus den 20er Jahren von Weitz und Vollers (1926) vor. Sie konnten Kontraktionsrhythmen für Magen, Harnblase, Scrotum, Penis,

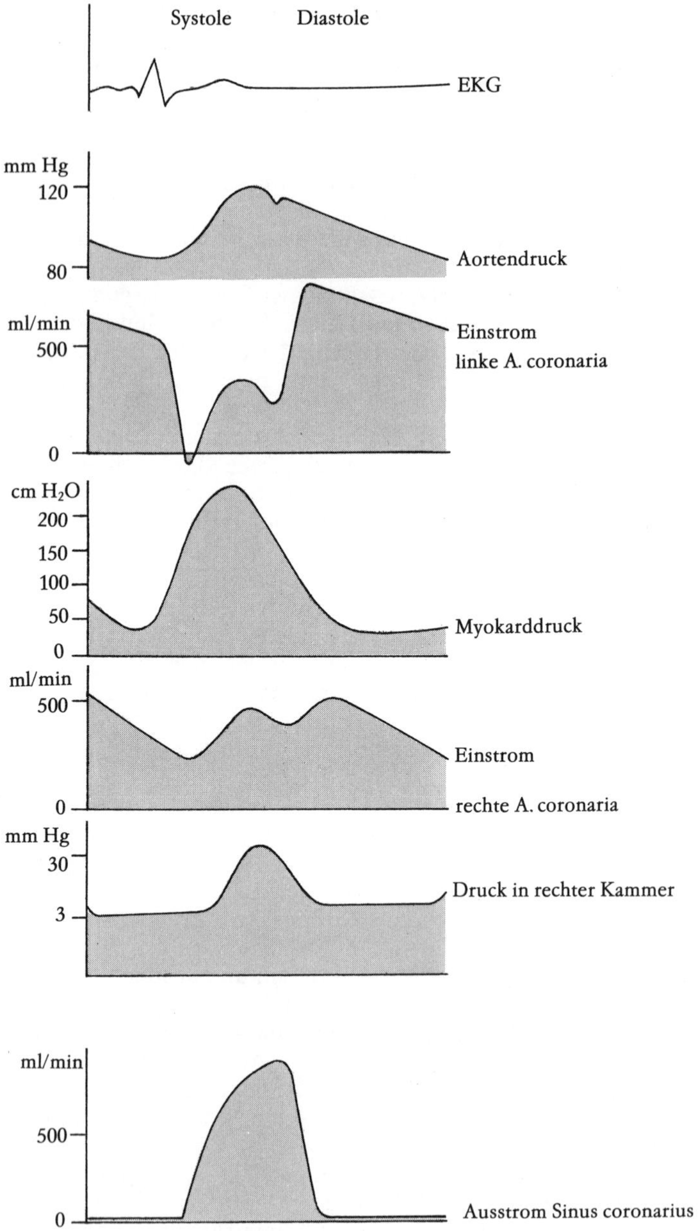

Abb. 3 Rhythmische Durchblutung des Herzens

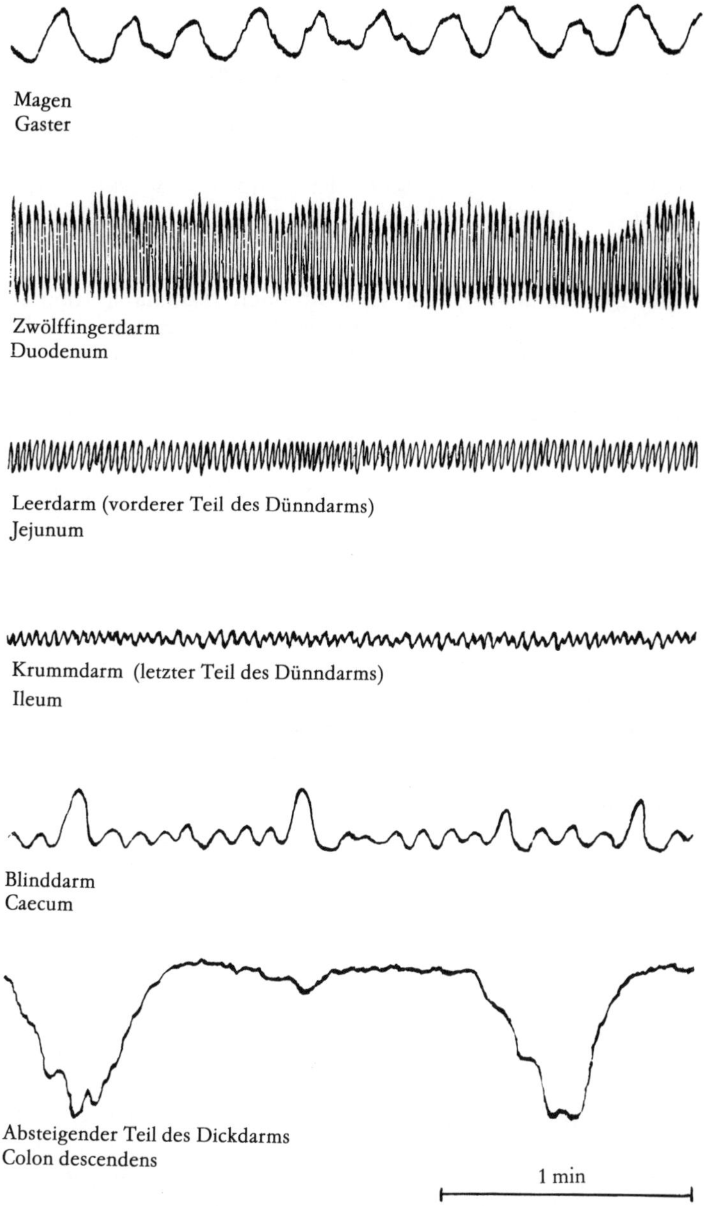

Abb. 4 Spontane Kontraktionsrhythmen der verschiedenen Abschnitte des Magen-Darm-Trakts der weißen Ratte (ausschließlich ♂). Messungen an in-vitro-Präparaten bei 37°C in Säugertyrode. (Harbach 1989)

Uterus, Milz und Blutgefäße nachweisen. Sie kontrahiert der leere Magen im Abstand von etwa einer Stunde, wobei hochfrequente kleine Oberwellen diesen Stundenrhythmen aufgelagert sind. Es gibt jedoch noch keine Übersicht über die Aktivität des gesamten Darmtraktes beim Menschen. Wir stellten an Laborratten durch systematische Untersuchungen (HARBACH 1989) erhebliche Unterschiede zwischen den Kontraktionsrhythmen der einzelnen Darmabschnitte fest (s. Abb. 4). Die Anfangs- und Endabschnitte des Magen-Darm-Traktes haben im Mittel sehr niedrige Frequenzen, zwischen 4 bis 6 Kontraktionen in einer Minute. Der Dünndarm dagegen kontrahiert regelmäßig spontan zwischen 37- und 29mal, wobei vom Zwölffingerdarm (Duodenum), dem ersten Abschnitt des Dünndarms, über das Jejunum zum Ileum die Frequenz abnimmt. Diese an isolierten Präparaten gewonnenen Ergebnisse lassen vermuten, daß jeder Darmabschnitt Schrittmacher mit spezifischen Spontanfrequenzen besitzt.

Durch spontane Aktivität ist auch das Gehirn ausgezeichnet. Seine rhythmischen Spannungsschwankungen lassen sich durch Elektroden von der Schädeloberfläche in Form des Elektroencephalogramms (EEG) ableiten. Im Tierexperiment und bei Gehirnoperationen kann man auch die elektrische Aktivität tiefliegender Hirnabschnitte messen. Das EEG der Hirnrinde tritt in typischer Form nur dann auf, wenn die Verbindung zum nachfolgenden Hirnteil, dem Thalamus des Zwischenhirns, nicht gestört ist. Dieser Teil zeigt seine normale Aktivität auch bei Isolierung, weshalb ihm eine wichtige Schrittmacherfunktion für die Hirnrinde zugeschrieben wird. Der Thalamus wird in seiner Aktivität stark beeinflußt durch die Formatio reticularis, die für den Wachheitszustand des Menschen große Bedeutung hat.

Die Hirnwellen im EEG weisen Frequenzen zwischen 1 und 50 Hz auf, ihre Amplituden können zwischen 10 und 100 µV schwanken. Für den aufmerksamen Wachzustand sind hochfrequente β-Wellen (Beta, 14 bis 30 Hz) typisch. Die Bedeutung des Sehens dabei wird sofort deutlich, wenn man nur die Augen schließt, denn nun erscheinen die für den entspannten Wachzustand typischen α-Wellen (in der Abbildung Stadium 1) mit durchschnittlichen Frequenzen von 8 bis 13 Hz (Alpha). Im Schlaf nehmen je nach Schlaftiefe noch langsamere, durch größere Amplituden gekennzeichnete Wellen stark zu. Das sind die ϑ-Wellen (Theta) mit 4 bis 7 Hz und die im Tiefschlaf mit etwa 50 % vertretenen δ-Wellen (Delta) mit 0,3 bis 3,5 Hz. Solche langsameren Wellen sind im Kindes- und Jugendalter zeitweise auch im Wachzustand festzustellen.

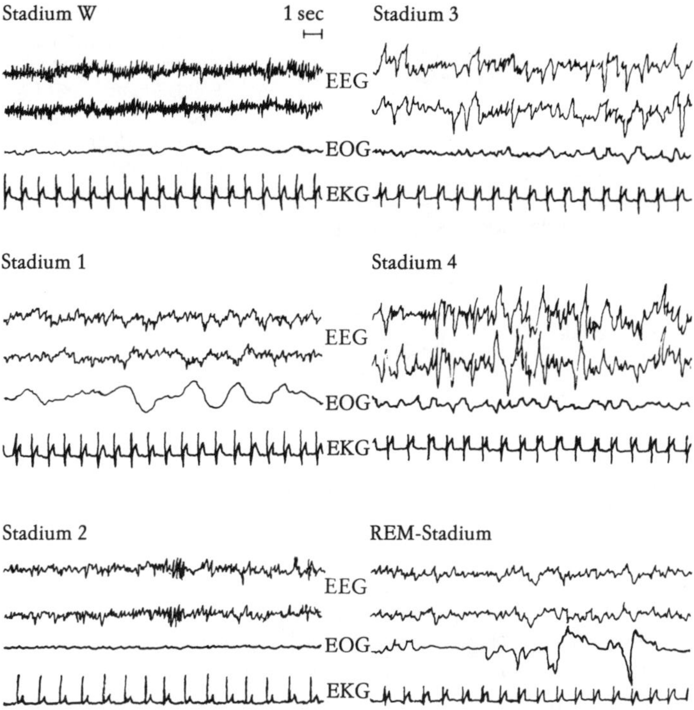

Abb. 5 Die elektrische Aktivität der Hirnrinde des Menschen im Schlaf (obere 2 Kurven) und seine Augenbewegungen (Elektrooculogramm- = EOG) sowie sein EKG. Stadium W = Wach-EEG (Elektroenzephalogramm) mit zahlreichen Alphawellen. Beim Eintritt ins Stadium 1: Schläfrigkeit und langsame Augenbewegungen. Das Stadium 2 des Schlafes kündigt sich durch sogenannte Spindeln an. Mit tiefer werdendem Schlaf (Stadium 3 und 4) erhöht sich der Anteil von Deltawellen mit hoher Amplitude und geringer Frequenz. Im REM-Stadium: Traumphasen, EEG ähnelt dem Stadium 1, es treten rapide Augenbewegungen auf. (nach Campbell u. Wilkinson 1981)

Keimzellenreifung und Menstruation

Die weiblichen Keimzellen, die bereits im 2. Lebensjahr als Primärfollikel vorliegen, machen eine Ruhephase durch, die bis zu Jahrzehnten dauern kann. Dieser Ruhephase kann eine Wachstumsphase folgen, in der aus dem Primärfollikel der Sekundärfollikel mit zwei- bis mehrschichtigem Epithel entsteht. Daraus bildet sich der Tertiärfollikel. Dieser ist gekennzeichnet durch mit Liquor folliculi gefüllte Spalträume. Es schließt sich eine erneute Ruheperiode an, die bis zu Jahren dauern kann. Demzufolge existieren mehrere solcher Tertiärfollikel (Graafsche Folli-

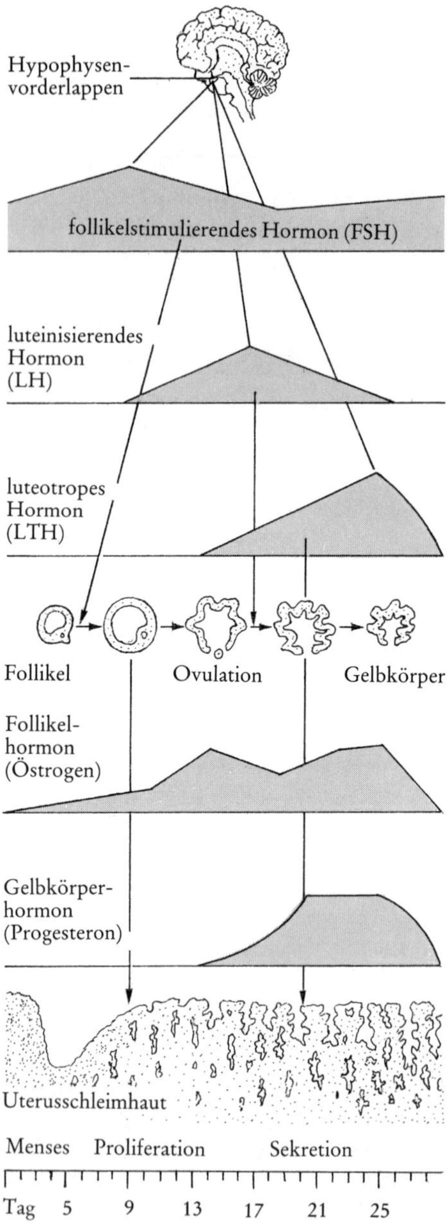

Abb. 6 Weiblicher Geschlechtsrhythmus von Sexualhormonen, Follikelreifung und Uterusschleimhaut (Menstruationsrhythmus). (nach Sommer 1979)

kel) gleichzeitig im Ovar. Innerhalb des vierwöchigen Ovarialzyklus kommt es nun zur Reifung eines Follikels, wobei er in kurzer Zeit auf einen Durchmesser von etwa 20 mm heranwächst und dann als sprungreifer Follikel die erste Reifeteilung durchmacht. Etwa aller 28 Tage kann die Reifung eines Tertiärfollikels mit Follikelsprung und Übernahme der Eizelle in den Eileiter erfolgen.

Die Übernahme der Eizelle in den Eileiter beansprucht lediglich zwei Minuten. Der im Ovar zurückbleibende Rest des Graafschen Follikels wird nicht sofort funktionslos, sondern beginnt als Corpus luteum (Gelbkörper) mit der Produktion des Hormons Progesteron, maximaler Ausstoß 2 bis 3 Tage nach Follikelsprung und zehn Tage anhaltend. Die Entscheidung über eine Weiterführung dieser Produktion wird durch die Befruchtung der Eizelle gefällt.

Bei Nichtbefruchtung, was ja der häufigere Fall ist, kommt es zur Rückbildung des Corpus luteum und zu den Erscheinungen der Menstruation. Der Eireifungszyklus ist wie alle biologischen Rhythmen in bestimmtem Maße veränderlich. Es kann zum Beispiel durch psychische Belastung zu ein- bzw. mehrmaligen Veränderungen der Periodenlänge bzw. auch zum Ausfall eines Eireifungszyklus kommen. Die Verlängerungen oder Verkürzungen resultieren in der Regel aus der zeitlichen Dehnung oder Verkürzung der ersten Phase des Zyklus bis zum Follikelsprung. Unter besonderen Bedingungen, wie extremem Hungern oder psychisch verursachter Magersucht, kann sogar langdauernder Ausfall der Regelblutung die Folge sein. Eine im Lauf der Ontogenese natürliche Erscheinung ist die Periodenverkürzung von etwa 28 auf 26 und weniger Tage im 5. Lebensjahrzehnt, bevor die Reifungszyklen von Follikeln erlöschen. Nicht jede 4-Wochen-Periode im fortpflanzungsfähigen Alter der Frau ist mit einer Ovulation verbunden.

Stufenförmig wird im Jugendalter die optimale ovulatorische Aktivität erreicht, die dann gegen Ende der Fortpflanzungsperiode wieder abgebaut wird.

Der Eireifungszyklus wird vom Menstruationsrhythmus begleitet. Nach Beendigung einer Regelblutung (Menses) wird während der Reifungsphase der Eizelle bis zum Follikelsprung unter dem Einfluß des Follikelhormons (Oestrogen) die Schleimhaut des Uterus verdickt, tubuläre Drüsen verlängern sich, Blutgefäße wachsen ein.

Alles dies dient der Vorbereitung auf die Einnistung eines befruchteten Eies. Mit dem Austritt der reifen Eizelle aus dem Follikel während des Follikelsprungs etwa am 14. Tag des Zyklus wird die Wucherungsphase der Uterusschleimhaut abgeschlossen, und unter dem Einfluß des Gelbkörperhormons (Progesteron), das vom bereits erwähnten Gelbkörper gebildet wird, kommt es zur Sekretionsphase zwischen 15. und 27. Zyklustag. In dieser Zeit erreicht die Uterusschleimhaut eine Höhe von etwa 4 mm, die Drüsen scheiden intensiv ein glykogenhaltiges Sekret

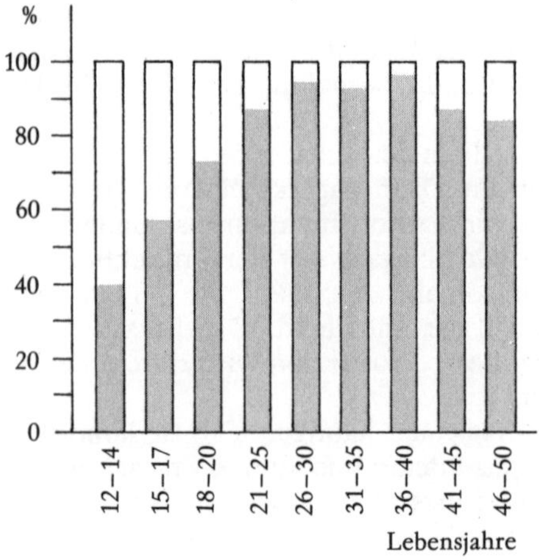

Abb. 7 Prozentanteil der mit Eisprung verbundenen Zyklen bei Frauen im fortpflanzungsfähigen Alter. (verändert nach Döring 1963)

aus, dabei sind sie stark geschlängelt ausgebildet. Erfolgt keine Eieinnistung, beginnt bereits ab 26. Zyklustag der Abbau der Schleimhaut, und durch Ablösungsprozesse wird dann während der Regelblutung ab etwa 28. Tag die Schleimhaut abgestoßen. Diese Regelblutung bildet den Beginn des neuen Zyklus.

Die Steuerung von Eireifungs- und Menstruationszyklus geschieht über das Hypothalamus-Hypophysensystem. Dabei fungieren Kerngebiete im Hypothalamus als Zeitgeber für die rhythmischen Veränderungen im Bereich der Hypophyse, der Keimdrüsen und der zugeordneten Organe.

Im Rhythmus der Eireifung verändern sich auch andere Körperfunktionen, so die Temperatur, die sich ab Eintritt des Follikelsprungs erhöht, die Pupillenweite, die vor der Ovulation (Follikelsprung) groß, während derselben aber klein ist. Zu nennen sind auch die häufig kurz vor Eintritt der Menstruation zu beobachtenden Depressionen in der Stimmungslage der Frau.

Im männlichen Geschlecht entstehen aus den bei der Geschlechtsreife vorhandenen etwa 1 Milliarde Spermatogonien durch Teilung entweder weitere Spermatogonien oder später die Spermatozyten 1. und 2. Ordnung, in denen die meiotische Reifeteilung abläuft. Daraus gehen die haploiden Spermatiden hervor, die sich schließlich zu den Spermien differenzieren. Ihre endgültige Reife erhalten sie im Nebenhodengang, den sie aktiv aufgesucht haben. Die Spermien bleiben im Gegensatz zu den nur wenige Stunden nach der Ovulation befruchtungsfähigen Eizellen längere Zeit (Wochen) befruchtungsfähig. Ob die Reifung und Differenzierung zu Spermien beim Mann Periodizitäten aufweist, ist eine bislang noch nicht genau geklärte Frage. Sicher ist aber, daß die Bildung und Verfügbarkeit befruchtungsfähiger Samenzellen, wenn auch abnehmend, mehrere

Jahrzehnte länger aufrechterhalten wird, als das für die weiblichen Keimzellen zutrifft. Es zeigen sich also grundsätzliche Unterschiede in den Zeitprogrammen der Keimzellenbildung und -reifung bei Mann und Frau. Berücksichtigen wir dann noch, daß zahlreiche Funktionen des weiblichen Organismus mit dem Eireifungszyklus synchron schwingen, dann wird die Eigenart männlicher bzw. weiblicher Organisation des rhythmischen Geschehens besonders deutlich.

Die zentrale Stellung der Tagesrhythmen – circadiane Rhythmik

Die Rotation der Erde um ihre eigene Achse ist die Voraussetzung für den regelmäßigen Wechsel zwischen Tag und Nacht auf unserer Erde. Rhythmisch aller 24 Stunden wiederkehrend, sind definierte Orte der Sonne zu- bzw. abgewandt. Ein Merkmal der Übergänge zwischen Tag und Nacht ist in unseren Breiten die Dämmerung, die im Jahreslauf um mehrere Stunden verschoben in Erscheinung tritt und damit die unterschiedlich langen Helligkeitsphasen von der Dunkelheit abgrenzt.

Für zahlreiche Tiere ist die Dämmerung von großer Bedeutung, entfalten sie doch gerade in diesem Zeitabschnitt ihre größte Aktivität. Man denke an die »Vogeluhr« des Gesangs am frühen Morgen und am späten Abend bzw. an dämmerungsaktive Nagetiere oder Raubtiere. Diese Übergangszeiten zwischen Hell und Dunkel können aus heutiger Sicht als die Zeitpunkte eingeordnet werden, die für die Abstimmung der endogen biologisch verankerten Circadianrhythmik (etwa einen Tag umfassend) mit dem geophysikalisch bestimmten 24-Stunden-Tag bedeutungsvoll sind. Wie die in den vergangenen Jahrzehnten angesammelten Erkenntnisse ausweisen, dient der 24-Stunden-Tag gleichermaßen als Vergleichsgröße der biologischen Zeitmessung. Diese Zeitmessung muß sowohl bei Pflanzen als auch bei Tieren funktionieren, denn von echten Einzellern (Eucaryoten) bis zum Menschen konnte die Existenz von 24-Stunden-Rhythmen gesichert werden. Die vom Menschen erfundenen technischen Zeitmesser, die Uhren, nutzen den Bezug zum lebenswichtigen geophysikalischen Geschehen vorrangig zur zeitlichen Abstimmung (Synchronisation) sozialer Aktivitäten.

Ein Zeitgeber des Lebens: der 24-Stunden-Tag

Die regelmäßige, annähernd gleichartige Wiederholung von Lebensvorgängen im Verlauf von 24 Stunden ist noch kein Beweis dafür, daß die biologischen Systeme erbliche Tages-Zeitprogramme besitzen.

Um zu prüfen, ob angeborene Zeitmeßmechanismen dafür sorgen, daß regelmäßig bestimmte Aktivitätszustände, bestimmte Empfindlichkeiten des Organismus gegenüber Umwelteinflüssen sich wiederholen, wurden Pflanzen, Tiere und auch der Mensch in konstante Umweltbedingungen gebracht, wobei fortlaufende Messungen biologischer Funktionen erfolgten. Unter diesen Bedingungen bleibt die Tagesperiodik erhalten mit regelmäßigem Wechsel zwischen Aktivitäts- und Ruhezuständen. Die Zeitdauer einer ganzen Periode (das ist der zeitliche Abstand zwischen zwei gleichen Phasenpunkten der als Sinusschwingung betrachteten Circadianperiode) ist unter konstanten Umgebungsbedingungen abweichend von 24 Stunden, sie nimmt den Wert an, der nach heutiger Auffassung im biologischen System als erbliches Merkmal, also auch art- und individualgebunden, verankert ist.

Man bezeichnet die unter konstanten Umgebungsbedingungen meßbare Periodenlänge (τ) eines biologischen Parameters als spontane oder freilaufende Periode (free running). Diese kann innerhalb eines Organismus für verschiedene Funktionen unterschiedlich lang sein, und das bedeutet, daß unter konstanten Bedingungen die Funktionen je nach ihrer gegenseitigen Abhängigkeit in ihren Phasenlagen (Erreichen eines bestimmten Aktivitätszustandes, z. B. des Maximums zu einer bestimmten Tageszeit) voneinander mehr oder weniger abweichen können, das heißt, sie driften auseinander. Diesen Zustand nennt man Desynchronisation, also Verlust der zeitlichen Abstimmung von Funktionen innerhalb eines Systems. Aus diesem Sachverhalt ist der Schluß zu ziehen, daß im Organismus für die Funktionen kein zentraler Zeitmeßmechanismus existiert, der alle Circadian-Funktionen bei Lostrennung von periodischen Umweltsignalen mit einer identischen Frequenz weiterarbeiten läßt.

Das Vorliegen etwas voneinander abweichender Circadianperiodenlängen einzelner Funktionen ist unseres Erachtens ein Ausdruck der in der Biologie allgemein zu beobachtenden Variabilität. Die gegebenen Abweichungen von genau 24 Stunden – so fand man z. B. beim Menschen freilaufende Perioden des Wach – Schlafverhaltens von bis zu 33 Stunden – sind eine Voraussetzung für das steuernde Eingreifen von Umweltfaktoren. Denn dies ist nur möglich, wenn im System eine Änderungsmöglichkeit bereits in der Anlage vorgegeben ist. Die Wirkung des Umweltfaktors 24-Stunden-Tag besteht darin, daß eine zeitliche Angleichung der biologischen circadianen Perioden an genau 24 Stunden erfolgt. Die Synchronisation der freilaufenden, also circadianen Rhythmen mit dem steuernden Licht-Dunkel-Wechsel schafft günstige Voraussetzungen für die optimale Realisierung der notwendigen Lebensfunktionen, z. B. dadurch, daß immer zur gleichen Tageszeit (also zu vergleichbaren äußeren Bedingungen) bestimmte Verhaltensweisen bei Tieren auftreten, sei es im Zusammenhang mit der Futtersuche oder mit dem Ruhebedürfnis.

Es ist durchaus günstig, wenn die Ruhezeit des Menschen, dessen Aktivität durch optische Signale stark gefördert wird, regelmäßig in die objektiv gegebene Nacht fällt.

Umweltfaktoren, die biologische Schwingungen synchronisieren können, sind Zeitgeber. Der Tag-Nacht-Wechsel mit der Periodenlänge T ist ein herausragender Zeitgeber. Er dient der genauen Abstimmung der Einzelfunktionen innerhalb des Organismus untereinander, und außerdem trägt er zur Synchronisation zwischen den Organismen bei, erlaubt dieser Mechanismus doch das zeitgleiche Auftreten bestimmter Verhaltensweisen bei verschiedenen Individuen einer Art.

Das annähernd synchrone Auftreten gleicher Verhaltensweisen einer Tierart ist ein Hinweis auf die erblich verankerte Zeitstruktur eben dieser Funktionen. Für die zeitliche Abstimmung haben soziale Faktoren eine große Bedeutung, und beim Menschen sollen sie sogar die Zeitgeberwirkung des Tag-Nacht-Wechsels übertreffen.

Da für die Existenz der Organismen nicht unbedingt die Synchronisation auf 24 Stunden das einzig Mögliche ist, kann durch geeignete Zeitgeberwahl unter künstlichen Bedingungen auch ein anderer Tagesrhythmus vorgegeben werden. Übrigens rotierte die Erde in vergangenen Erdzeitaltern schneller, so daß der Tag weniger als 24 Stunden hatte. Dabei stellt sich heraus, daß die biologischen Rhythmen nur in einem begrenzten Ziehbereich einer verlängerten oder verkürzten Zeitgeberperiodik folgen können.

An Mäusen ist ein »Mitgehen« nur bis zu 21 Stunden bzw. bis 27 Stunden möglich. Außerhalb dieses Ziehbereiches wird die Periodik des Organismus freilaufend, er verfällt in sein genetisch vorgegebenes »Schrittmaß«.

Tagesrhythmen des Menschen

Eine tagesrhythmische Erscheinung beim Menschen, die bereits in der Mitte des vorigen Jahrhunderts wissenschaftliches Interesse fand, war die Körpertemperatur. Nachts kommt es zu einem deutlichen Absinken, die niedrigste Temperatur wird gegen 3.00 Uhr gemessen. Am Tag steigt sie an und erreicht beim Gesunden am späten Nachmittag das Maximum. In den letzten Jahren wurden erneut zahlreiche Untersuchungen hierzu durchgeführt, und dabei konnten für verschiedene Körperregionen unterschiedliche, sogar gegensätzliche Verläufe festgestellt werden. Die tagesrhythmischen Temperaturschwankungen stehen im Zusammenhang mit den Gesamtumstellungen des Körpers.

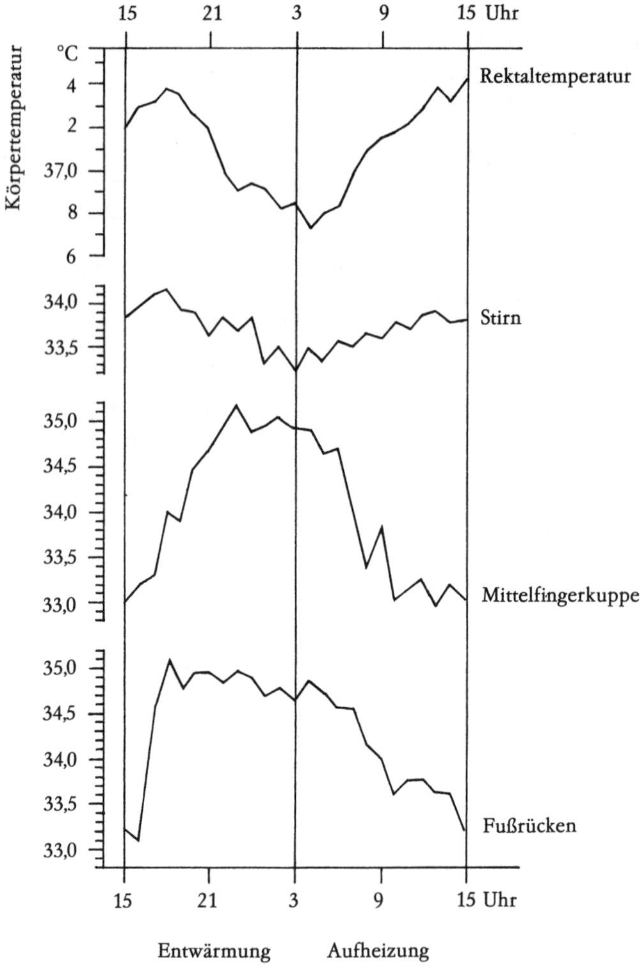

Abb. 8 Tag-Nacht-Schwankung der Körpertemperatur bei Messung in 1stündlichem Abstand. Gesunde Versuchsperson, Bettruhe rektal, Stirn, Mittelfingerkuppe, Fußrücken. (aus Menzel 1962)

Eine enge Verbindung ist zur Durchblutung des jeweiligen Körperteils gegeben. Deshalb ist die Rhythmik der Hauttemperatur an beliebiger Stelle kein Maß für die Veränderung des Sollwertes der Körpertemperatur. Dafür müssen Angaben zentraler Körperregionen ausgewertet werden, wie z. B. der Rektaltemperatur. Der 24-Stunden-Rhythmus der Körpertemperatur bleibt wie auch andere Rhythmen beim nachts wachen Menschen erhalten, ist demnach nicht Folge des Wechsels zwischen Wach-

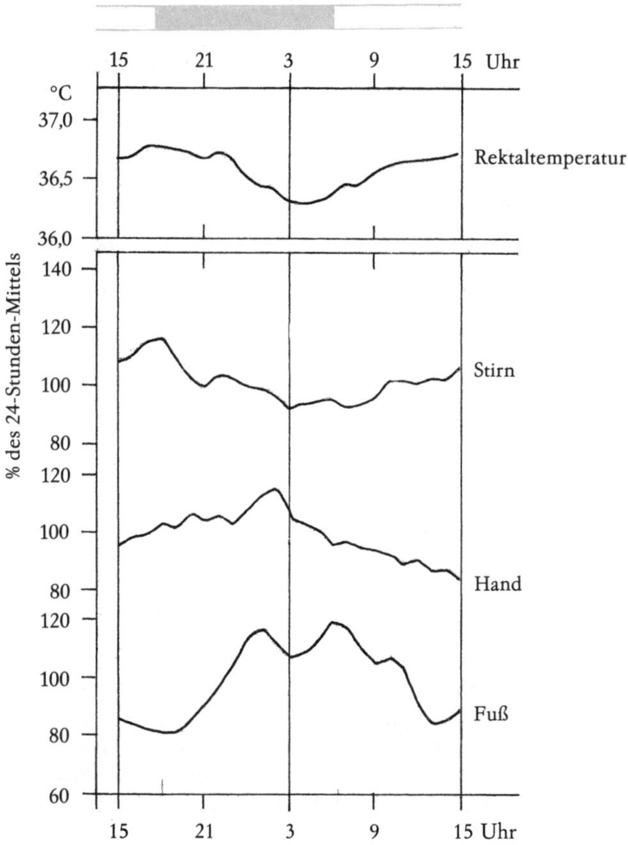

Abb. 9 24-Stunden-Schwingung von Rektaltemperatur und Durchblutung der Haut (in % Abweichung vom 24-Stunden-Gleichwert) verschiedener Körperregionen gesunder Personen. (Scheving et al. 1974)

sein und Schlafen. Ähnliche Feststellungen konnten für zahlreiche weitere Erscheinungen getroffen werden. So interessieren in unserer Zeit zunehmend Hormonrhythmen, spielen sie doch für die Regulation von Stoffwechselprozessen eine erhebliche Rolle. Wirkungen auf die endogenen Schrittmacher der Circadianrhythmik werden angenommen.

Ausdruck von Änderungen des Stoffwechsels sind unter anderem die O_2-Aufnahme bzw. CO_2-Abgabe des Organismus. Hierzu gibt es zahlreiche tierexperimentelle Ergebnisse, während über den Menschen wenig vorliegt. Okuneva und Mitarbeiter (1976) bestimmten am Menschen alle 2 Stunden die äußere Atmung bei einer Versuchsgruppe von 30- bis 35jährigen. Zwischen 10.00 und 23.00 Uhr ist das Atemminutenvolumen (in

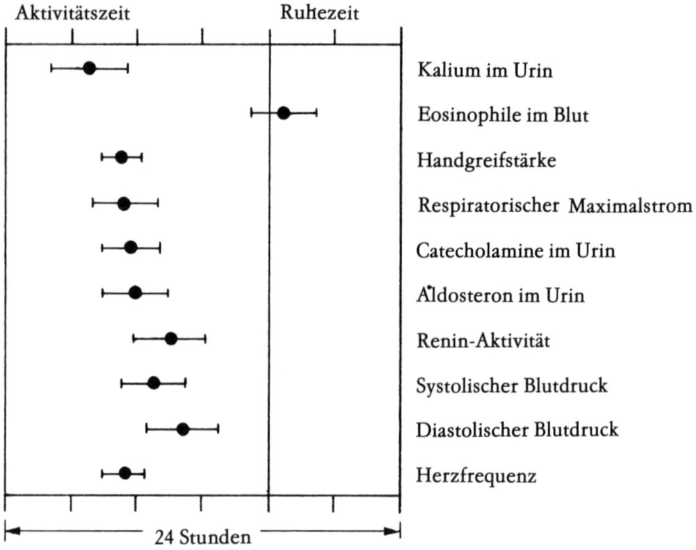

Abb. 10 Sogenannte Acrophase (höchste Aktivität) verschiedener Parameter des Menschen innerhalb von 24 Stunden. (nach Reinberg u. Halberg 1979)

einer Minute eingeatmete Luftmenge) hoch, fällt ab Mitternacht stark ab und weist am Morgen die niedrigsten Werte auf. Die Sauerstoffentnahme aus der Atemluft ist dabei starken tagesrhythmischen Schwankungen unterworfen. So kommt es ab Mittag zu einem Ansteigen des Verbrauchs bis gegen 18.00 Uhr, danach sinken die Werte fortlaufend bis gegen 2.00 Uhr, um auf diesem niedrigen Niveau bis gegen Morgen zu verharren.

Der minimale O_2-Verbrauch liegt bei 260 ml/Min., der maximale bei 360 ml/Min. In Beziehung dazu sind die an anderen Probanden gewonnenen Werte der O_2-Sättigung des Blutes im 24-Stunden-Zeitraum zu sehen. Hier stellt man nämlich bei relativ wenig schwankender O_2-Sättigung des arteriellen Blutes für die Stunden der zweiten Nachthälfte sehr hohe Sättigungswerte in den Venen fest. Das bedeutet also, daß vom angebotenen O_2 in diesen Stunden relativ wenig vom Körper genutzt wurde. Die stärkste arteriovenöse Differenz des O_2-Gehaltes ist im Blut während der Vormittagsstunden zu beobachten. Für den CO_2-Partialdruck im Blut fallen die sehr hohen Werte nach Mitternacht bis zum frühen Morgen in den Arterien auf. Dies befindet sich in zeitlich annähernder Übereinstimmung mit den hohen O_2-Sättigungswerten in den Venen. Wie wir bei der Besprechung von Herz-Kreislauf-Erkrankungen sehen werden, ist der Zeitraum nach Mitternacht mit besonderen Risiken be-

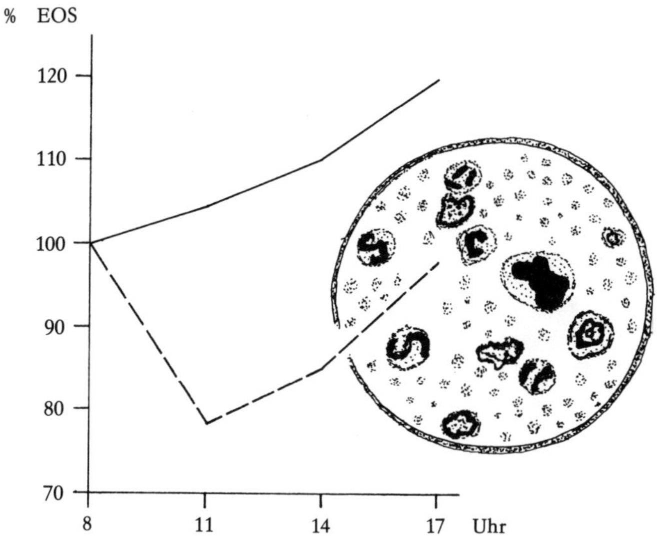

Abb. 11 Prozentuale Veränderung der Eosinophilenzahl im Blut bei normalsichtigen Personen (n = 50, unterbrochene Linie) und bei Blinden (n = 300, durchgezogene Linie) am Tage, 8.00 Uhr-Werte gleich 100 gesetzt. (nach Scheving et al. 1974)

haftet. Auch die Blutbestandteile treten im Verlaufe von 24 Stunden in sich ändernden Relationen auf. Zum Beispiel erreichen die eosinophilen Leukozyten ihre höchsten Mengen in der Nacht, die niedrigsten Werte am Vormittag. Blinde Menschen, deren Circadianrhythmik nicht unter optischer Kontrolle des Lichtes steht, haben dieses Minimum am Vormittag nicht und bleiben mit ihren Werten den ganzen Tag deutlich über denen der Sehenden. Synchronisation mit dem 24-Stunden-Tag ist wohl über soziale Faktoren, die beim Menschen eine wesentliche Rolle spielen, verwirklicht, doch die optischen Signale bleiben wichtig für die Realisierung des normalen Verlaufs der Tagesschwingung, und dies gilt nicht nur für die Leukozyten (Hollwich und Dieckhues 1974).

Mit der tageszeitlichen Verteilung des Beginns der Wehentätigkeit bei der schwangeren Frau beschäftigten sich Itoh et al. (1972) in einer Studie mit Hunderttausenden von Daten. Es gibt einen erheblichen Tag-Nacht-Unterschied: Am häufigsten beginnen die Wehen nach Mitternacht und am seltensten um die Mittagszeit. Die meisten spontanen Geburten fallen in die zweite Nachthälfte und auf den Vormittag, die wenigsten auf den Nachmittag.

Von den zahlreichen Tagesrhythmen, die bisher untersucht sind, ist einer der auffälligsten und vielleicht deshalb früher gar

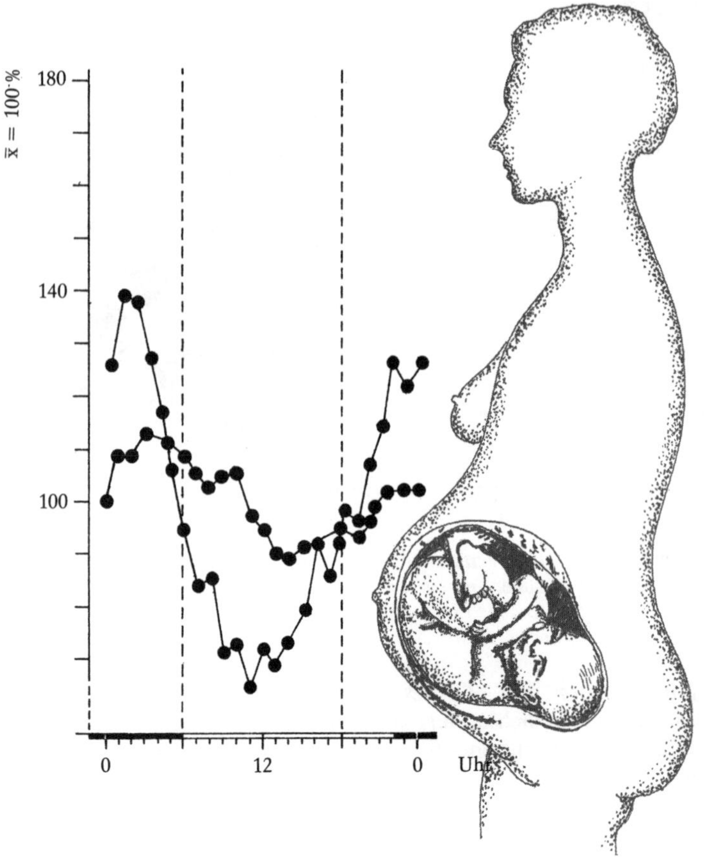

Abb. 12 Verteilung des Wehenbeginns über den 24-Stunden-Tag und Tagesverteilung der Geburten beim Menschen in 2 × 10⁵ Fällen. (aus Reinberg u. Smolensky 1983)

nicht unter dem Gesichtspunkt einer Chronobiologie betrachteten der Wechsel zwischen Wachen und Schlafen. Dabei muß die Ruhezeit nicht identisch sein mit Schlafen, aber schlafen kann man nur in einer Ruhezeit. Phylogenetisch ist die Ruhezeit das ursprünglichere chronobiologische Merkmal, echter Schlaf ist eine stammesgeschichtlich relativ junge Erwerbung, die man mit dem Vorhandensein einer Hirnrinde in Verbindung bringt. Die Ableitung der elektrischen Hirnrindenaktivität in Form des bereits erwähnten EEG gibt objektiven Aufschluß über den Wach- und den Schlafzustand. Anhand der Schlafstadien 1 bis 4 einschließlich der REM-Phasen sind Aussagen zum aktuellen Verlauf des im Schlaf verbrachten Anteils der Ruhezeit möglich.

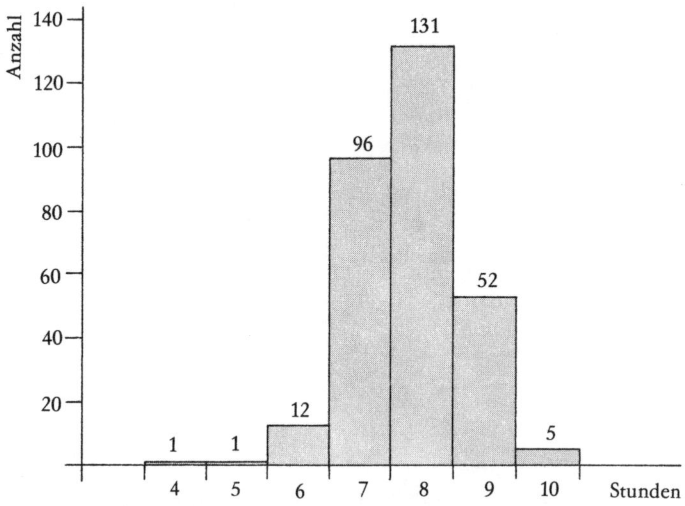

Abb. 13 Häufigkeitsverteilung der nächtlichen Schlafdauer von 298 Studenten nach eigenen Angaben. (nach Foret et al. 1981)

Die Schlafdauer erstreckt sich bei ungestörten Umweltbedingungen beim jüngeren Erwachsenen im Mittel über 7 bis 9 Stunden. Wie die Abbildung zeigt, sind aber bei einigen Menschen auch extrem kurze Schlafdauern der Normalfall. Diese Differenzen gaben Anlaß zur Bezeichnung von Langschläfern und Kurzschläfern. Wie verläuft nun die Schlafzeit, und wie unterscheiden sich dabei Lang- und Kurzschläfer?

Aus dem Wachzustand wird der Schlaf durch das Stadium 1, Schläfrigkeit, verbunden mit einer Frequenzabnahme im EEG und von Zeit zu Zeit langsamen rollenden Augenbewegungen eingeleitet. Nach wenigen Minuten wird das Stadium 2 erreicht, der leichte Schlaf, bei dem sogenannte Schlafspindeln auftreten. In diesem Zustand kann der Schlafende längere Zeit verweilen und erreicht dann die Stadien 3 und 4, die den Tiefschlaf kennzeichnen mit stark verlangsamten Frequenzen (Delta-Wellen mit 0,5 bis 2,0 Hz) und großen Amplituden. In diesen Stadien treten leichte Augenbewegungen auf, das Stadium 4 (mit etwa 50 % Delta-Wellen) erreicht in den ersten eineinhalb Stunden des Schlafes seine größte zeitliche Ausdehnung. Gegen Ende dieser Tiefschlafphase treten normalerweise die ersten Traumphasen auf, die während des REM-Schlafes ablaufen. Die dem Schlafstadium 1 ähnelnden Hirnwellen und raschen Augenbewegungen deuten auf eine lebhafte Aktivität der Hirnrinde.

Im weiteren Verlauf des Schlafes setzt sich der Wechsel zwischen den verschiedenen Schlafstadien rhythmisch fort, indem etwa drei bis vier ausgeprägte Tiefschlaf- und REM-Schlafpha-

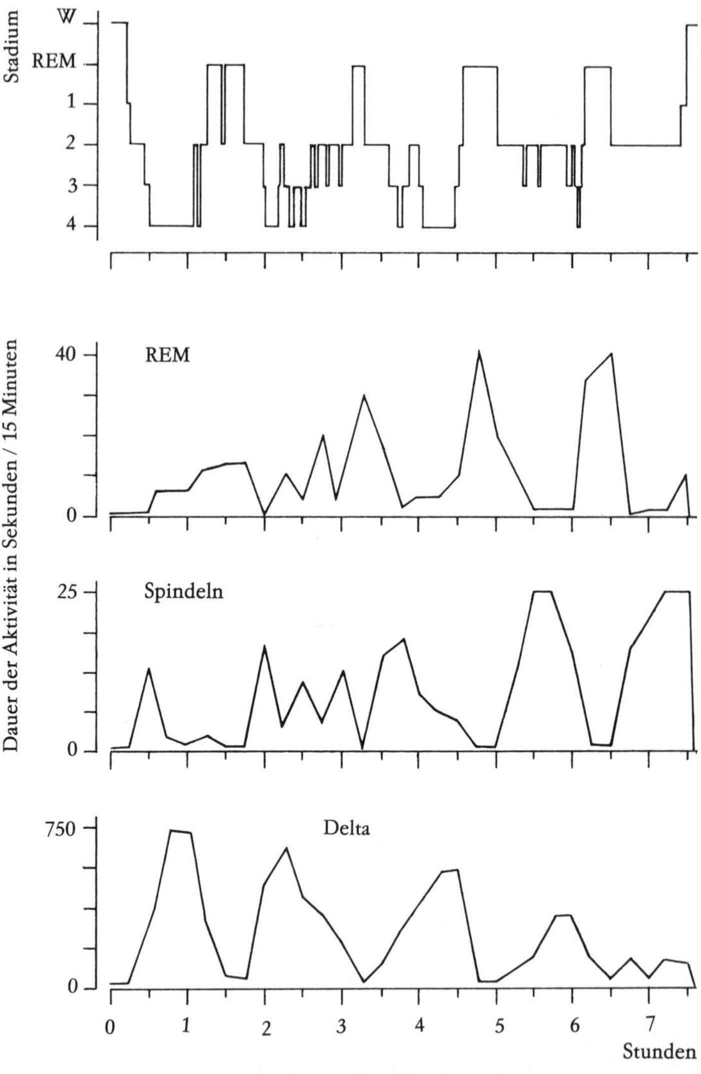

Abb. 14 Auftreten der verschiedenen Schlafstadien im Verlaufe der Nacht (oben) und Dauer ausgewählter EEG-Formen in Sekunden innerhalb von 15 Minuten im Verlauf der Nacht. (nach Campbell u. Wilkinson 1981)

sen einander ablösen. Im Verlaufe des Schlafes ist mit zunehmendem Anteil das Stadium 2, leichter Schlaf, dazwischengeschaltet. Die Relationen verschieben sich mit fortschreitendem Schlaf vom Dominieren des Tiefschlafes in Richtung zunehmender Anteile des REM-Schlafes und des leichten Schlafes. Aus dem Stadium 2 erfolgt dann über Stadium 1 in der Regel das Erwachen. Träume können wiedergegeben werden, wenn der Übergang: REM, Phase 2, 1, Erwachen relativ schnell abläuft. Interessant ist die Feststellung, daß die Verteilung der Tiefschlafphasen bei jedem Menschen bis ins hohe Lebensalter hinein gleichbleibt, allerdings bei Verkürzung ihrer Dauer. Abwandlungen sind unter anderem durch soziale Einflüsse möglich, indem es z. B. in verkehrslärmintensiver Umgebung zu einer Verlagerung dieser Tiefschlafphase in die verkehrsarmen Zeiten kommt. Was die Langschläfer und die Kurzschläfer betrifft, so ist festzustellen, daß der Gesamtbetrag an REM-Phasen bei Langschläfern höher als bei Kurzschläfern ist, und zwar wächst er mit zunehmender Schlafdauer, so daß sein Prozentanteil etwa gleich bleibt. Damit wird auch deutlich, daß der REM-Schlaf-Bedarf nicht direkt mit den psychischen Belastungen des Tages verknüpft ist. Dagegen werden von Lang- und Kurzschläfern etwa die gleichen Zeiträume (etwa 110 Min. bzw. 116 Min.) im Tiefschlaf verbracht (Foret et al. 1981). Dies läßt den Schluß zu, daß der Kurzschläfer effektiver schläft. Dieses wird noch unterstrichen durch die Feststellung, daß der Kurzschläfer signifikant weniger Zeit im Stadium der Schläfrigkeit und bedeutend weniger im leichten Schlaf (Stadium 2) verbringt. Zwischenzeitliches Erwachen ist für den Kurzschläfer selten, für den Langschläfer häufiger.

Individuelle Unterschiede der Tagesrhythmik sind ein auch aus Tierversuchen bekanntes Phänomen. So spricht man vom Individualmuster der Aktivität, das sich in den Grenzen des Artmusters bewegt. Ausdruck der Individualität ist auch die Unterschiedlichkeit der täglichen Phasenlage für die Aktivität, die zur Kennzeichnung von Früh- und Spättypen geführt hat.

Eine sichere Zuordnung von Kurz- und Langschläfern zu diesen beiden Typen existiert nicht. Eindeutig ist jedoch, daß die Spättypen (»Eulen«) später am Tage die Maxima ihrer Körpertemperatur und verschiedener Leistungsparameter erreichen als Frühtypen (»Lerchen«).

Schlafen und Wachen können in ihrer zeitlichen Lage nicht ohne weiteres vertauscht werden. Daß sich der Circadianrhythmus von Wachen und Schlaf aber wie die anderen Circadianrhythmen an veränderte Zeitgeberbedingungen anpassen kann, folgt aus der Grundeigenschaft der Steuerbarkeit dieser Rhythmen durch exogene Zeitgeber, soweit andere Zeitgeber ausgeschaltet werden.

Wo tickt die Biologische Uhr?

Seit etwa 50 Jahren gibt es Untersuchungen zur Aufdeckung des Sitzes und der Funktionsweise einer eventuellen physiologischen oder inneren Uhr, eines Schrittmachers (pacemaker) der Circadianperiodik. Pionierarbeit leistete dabei RICHTER (1965), der an Säugetieren durch systematische Ausschaltungsexperimente zeigen konnte, daß für die Aufrechterhaltung der Circadianperiodik die Hormondrüsen nicht unbedingt erforderlich sind. Bei zahlreichen Experimenten konnte der Forscher schließlich ein kleines Gebiet im Zwischenhirn, und zwar in seinem unteren Teil, dem Hypothalamus, finden, bei dessen Zerstörung der Circadianrhythmus empfindlich gestört wird. Erst sieben Jahre später gelang es anderen Forschern, diese Stelle auf die Kerngebiete der sogenannten Nuclei suprachiasmatici einzugrenzen. Das paarig angelegte Kerngebiet besteht aus dicht gepackten Neuronen, wobei verschiedene Typen dieser Nervenzellen jeweils zu Gruppen zusammengefaßt sind (SOFRONIEW u. WEINDL in ASCHOFF et al. 1982). Beim Menschen produzieren etwa 31 % aller dieser Neurone das Peptid Vasopressin, andere Neurone synthetisieren ein weiteres Peptid (vasoaktives Intestinalpolypeptid). Die Produktion anderer Neuropeptide konnte hier nicht nachgewiesen werden. Die peptidproduzierenden Zellen machen im Nucleus suprachiasmaticus insgesamt weniger als 50 % aus. Als sicher kann angenommen werden, daß sich in den Nuclei suprachiasmatici außerdem Zellen befinden, die ausschlaggebend für die Aufrechterhaltung circadianer Rhythmen des Gesamtorganismus sind.

In den Experimenten stellten sich echte Schrittmachereigenschaften dieser Kerne heraus, auch bei Isolierung von den anderen Nervenstrukturen bleibt ihre rhythmische elektrische Aktivität erhalten. Diese Nervenstrukturen besitzen direkte und indirekte Verbindungen zu Teilen des Vorderhirns und zur Netzhaut des Auges.

Informationszuflüsse erhalten sie auch von der Epiphyse (Pineal), einem kleinen Organ an der Oberseite des Zwischenhirns. Dieses Organ produziert Melatonin, und zwar tagesrhythmisch, am Tage in geringer, in der Nacht in größerer Menge. Die Epiphyse hat ebenfalls Verbindung zum optischen System und kann auf optische Signale synchronisiert werden. Ihre Bedeutung für die Aufrechterhaltung circadianer Rhythmen wird für Reptilien und Vögel hoch eingeschätzt (MENAKER in ASCHOFF et al. 1982), bei Säugetieren und beim Menschen nimmt man eine Verlagerung der Hauptfunktion für die Regulation circadianer Rhythmen in die Nuclei suprachiasmatici an. Das in der Epiphyse rhythmisch gebildete Melatonin ist hormoneller Natur und wird als eine interne Richtmarke für den Tagesrhythmus betrachtet, ohne jedoch selbst der Schrittmacher zu sein. Nach heutiger Auffassung bilden Retina, Epiphyse und Nuclei suprachiasmatici wesentliche Strukturen für die Entstehung circadianer Rhythmen und ihre Synchronisation mit dem Tag-Nacht-Wechsel. Alle diese genannten Nervenstrukturen sind phylogenetisch alte Hirnteile.

Weitere Untersuchungen sind erforderlich.

Epiphyse und Nuclei suprachiasmatici gehören zu den Strukturen, in denen die Verbindung zwischen Nerven- und Hormonsystem realisiert wird. Es ist die Frage naheliegend, in welchem Maße Hormone als Grundlage der circadianen Organisation in Frage kommen. Außer dem Melatonin und den Gonadenhormonen konnte bisher keinem anderen Hormon eine entscheidende Beeinflussung der circadianen Periodik zugeschrieben werden. Relativ gut gesichert sind Einflüsse der Gonadenhormone. So beginnt bei weiblichen Ratten und Goldhamstern (Turek und Gwinner in Aschoff et al. 1982) im Prooestrus, also vor dem Eisprung, die Laufaktivität am Abend zeitiger als in anderen Phasen des Oestruszyklus. Den Zusammenhang mit dem in dieser Zeit vermehrt vorhandenen Oestrogen konnte man gut sichern, denn nach Entfernung der Ovarien gegebenes Oestrogen führt zu einer deutlichen Vorverlegung des abendlichen Aktivitätsbeginns. Außerdem erhöht sich der Gesamtbetrag der Aktivität, und es kommt zu einer Verkürzung der Periodenlänge. Das in den männlichen Gonaden produzierte Testosteron fördert ebenfalls die Laufaktivität. So konnte an einer Zieselart *(Citellus lateralis)* im Zeitabschnitt der Fortpflanzung unter konstanten Lichtverhältnissen eine Verkürzung der Circadianperiode festgestellt werden. Bei kastrierten Hamstern erhöht Zufuhr von Testosteron nur die Summe der Bewegungsaktivität. Wie durch Hormone Einfluß auf circadiane Schrittmacher genommen werden kann, ist noch nicht geklärt. Direkte Wirkungen sind nicht anzunehmen, da in den genannten Kernen des Hypothalamus kein Nachweis für die Aufnahme oder Bindung der Hormone erbracht wurde. Es wird eine Vermittlerrolle anderer Stoffe diskutiert. Aber auch die Auffassung, daß über die Änderungen des gesamten physiologischen Zustands des Organismus Rückwirkungen auf die circadianen Rhythmen resultieren, ist nicht auszuschließen.

Die vier Jahreszeiten – circannuale Rhythmik

Ein Jahr umfaßt die Zeitdauer eines Umlaufes der Erde um die Sonne. Die Jahreslänge, nach der unsere Kalender aufgestellt werden, beträgt 365 Tage, 5 Stunden, 48 Minuten und 46 Sekunden (tropisches Jahr). Die Periodik des Jahres bringt in unseren Breiten erhebliche jahreszeitliche Unterschiede des Standes der Sonne über dem Horizont, der Tag-Nacht-Helligkeit, des Verhältnisses der Länge von Hell- und Dunkelzeit (Photoperiode), der Dämmerungsdauer, der Temperaturen, des Wetterablaufes usw. Daraus erwächst für die Lebewesen die Aufgabe, dieser Umweltperiodizität angepaßte lebenserhaltende biologische Mechanismen auszuprägen, so wie es für die Tagesrhythmik bereits beschrieben wurde. Ungünstigen Abschnitten des Jahres (Kälte, Nässe oder Trockenheit, fehlende Futtergrundlage u. a.) muß durch geeignete endogen angelegte Rhythmen entsprochen werden. Vor allem ist es wichtig, daß solche biologischen Mechanismen *rechtzeitig* zur Wirkung kommen, um dem zu erwartenden jahreszeitlichen Bedingungsgefüge der Umwelt vorbereitet entgegentreten zu können. Nur bei Annahme endogener Anteile sind solche Phänomene wie Winterschlaf, Vogelzug, Tierwanderungen zu erklären, denn ein Hamster legt bereits langfristig Fettvorräte an verschiedenen Körperstellen an, ähnliches tun die Zugvögel vor Beginn der Zugunruhe. Stoffwechselumstimmungen großen Ausmaßes gehen den jahresrhythmisch auftretenden Winterschlaf- und Vogelzugabschnitten voraus, und zwar auch dann, wenn die Tiere in konstanten Umweltbedingungen gehalten werden. Das Weiterlaufen der Jahresrhythmik biologischer Prozesse unter konstanten Umweltbedingungen (z. B. Licht-Dunkel-Verhältnis 12:12 Stunden (LD 12:12), Temperaturkonstanz u. a.) läßt die Annahme zu, daß eine genetische Grundlage dafür vorhanden ist. Annuale Rhythmen sind kein ausschließliches Merkmal von Lebewesen in gemäßigten oder arktischen Regionen, sondern werden auch bei subtropischen und tropischen Arten beschrieben. Unter besonderen Umweltbedingungen (z. B. in Wüsten) tritt das lebensbegrenzende Wasser in den Vordergrund der Steuerung von Lebensprozessen, so daß arhythmische Muster vorliegen können.

Für die Aufrechterhaltung von Jahresrhythmen unter konstanten Bedingungen sprechen Untersuchungen an Tieren. So werfen Hirsche *(Cervus nippon)* ihre Geweihe in regelmäßigen Intervallen ab, und neue wachsen heran. Die Beobachtungsspanne unter konstanten Umweltbedingungen betrug im genannten Beispiel 42 Monate. Dabei wich, so wie wir es beim Circadianrhythmus bereits kennengelernt haben, die Periodenlänge von genau 12 Monaten ab.

An Hausziegen konnte bei 3jähriger Haltung in konstanter Umwelt ein eindeutiger circannualer Rhythmus der Milchproduktion und des Eutervolumens gefunden werden. An anderen Arten wurden unter ähnlichen Umständen circannuale Rhythmen von Hormonen nachgewiesen (GWINNER 1986). Die saisonalen Veränderungen des Fortpflanzungsgeschehens und der Aktivität sind wohl die auffälligsten Erscheinungen aus der Vielfalt der jahresperiodischen Veränderungen. Daß dies auch bei den doch scheinbar so gleichförmig lebenden Labortieren wie Ratte und Maus zu beobachten ist, läßt sich aus der Analyse des Fortpflanzungsgeschehens über mehrere Jahre ableiten (MLETZKO 1977). Die höchsten Zuchtausfälle, d. h. erfolglose Paarungen, ergeben sich bei Laborratten für die Monate Februar und März (15 bis 16 %) und für den September (13 %). Die höchste Rate erfolgreicher Paarungen ist im Juni und in den Monaten Oktober bis Dezember festzustellen. Das Zahlenverhältnis geborener Weibchen zu geborenen Männchen verändert sich bei Laborratten ebenfalls jahresrhythmisch. Im Frühjahr werden deutlich mehr Männchen geboren, so überwiegen sie im Monat März bei Auszuchtratten mit 26,3 %. In der zweiten Jahreshälfte werden mehr Weibchen geboren, im Monat November 11,7 % mehr als Männchen. Über das ganze Jahr gesehen, sind dann die Verhältnisse etwa ausgeglichen.

Beim Menschen sind Untersuchungen zur annualen Rhythmik mit einigen Schwierigkeiten verbunden. Die Einhaltung annähernd gleicher Bedingungen bei der Bestimmung biologischer Parameter über so lange Zeiträume ist fast unmöglich. Außerdem sind langdauernde Tests (über Jahre) zum Nachweis der Endogenität unter konstanten Umgebungsbedingungen aus vielerlei Gründen nicht realisierbar. Trotz dieser Schwierigkeiten wurden einige Daten zusammengetragen, die circannuale Rhythmen auch beim Menschen belegen und die Einteilung biologischer Jahreszeiten rechtfertigen. Der biologische Winter erstreckt sich von Mitte November bis Mitte Februar, der biologische Frühling reicht bis Mitte Mai, der Sommer bis Mitte August und der biologische Herbst erstreckt sich dann bis November. In der Jahreskurve der Todesfälle entfallen die höchsten Sterberaten auf der Nordhalbkugel unserer Erde auf die Monate Januar, Februar, März, die geringsten Sterberaten finden wir in der Zeitspanne Juli – August – September. Außerdem soll die sexuelle Aktivität des Menschen im Spätsommer am höchsten sein. Der Gehalt des Blutplasmas an Testosteron, dem männlichen Sexualhormon der Hoden, das unter anderem auch die Potenz steigert, ist in der 2. Jahreshälfte am höchsten. Neuzugänge an Geschlechtskrankheiten steigen im Spätsommer. Bei männlichen Keimzellen treten Abnormitäten und Beeinträchtigungen der Vitalität am häufigsten im Winter auf. Bei

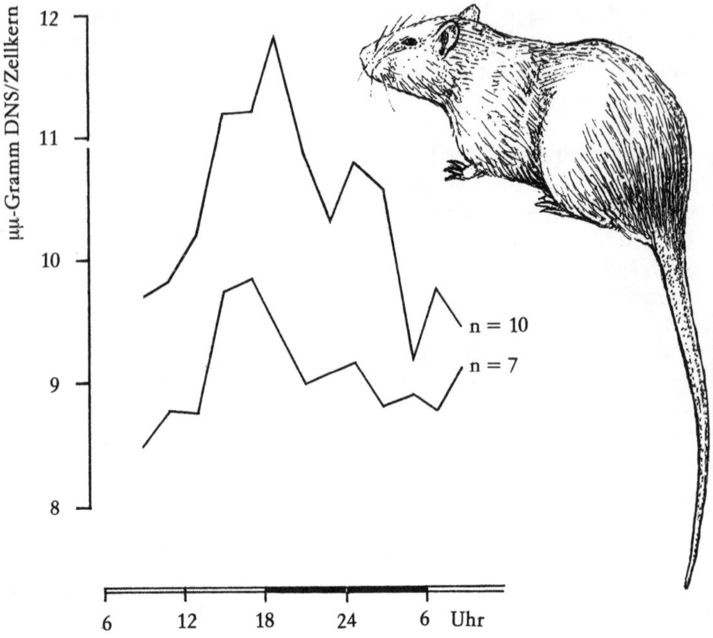

Abb. 15 24-Stunden-Schwingung des DNS-Gehalts in Leberzellen adulter männlicher Sprague-Dawley-Ratten im März (n = 10) und im November (n = 7). (aus Scheving et al. 1974)

den neugeborenen Kindern unterscheidet sich das Geburtsgewicht so, daß im Sommer und Herbst geborene Kinder etwas schwerer sind als im Winter und Frühjahr geborene. Bei jungen Männern findet man das höchste Körpergewicht zwischen August und Oktober.

Einige Eigenschaften des Blutes wurden hinsichtlich annualer Schwankungen untersucht. So ist der Partialdruck des Sauerstoffs in den Monaten März bis Juni am höchsten, der Partialdruck des Kohlendioxids im Zeitraum März bis April. Für den Hämatokrit, den Anteil der geformten Bestandteile am Gesamtblut, werden die höchsten Werte für die Monate Januar bis März gefunden. Bei Laborratten sind diese Werte in der Ruhezeit am höchsten. Möglicherweise ist der höhere Anteil geformter Bestandteile am Gesamtblut ein Indiz für verminderte Gesamtaktivität.

Es gibt mehrere Hinweise auf Veränderungen von Tagesrhythmen beim Menschen im Verlaufe des Jahres. So konnte bei Hormonbestimmungen für das schon erwähnte Testosteron der Verlust des Tagesrhythmus im Monat März festgestellt werden, dem luteinisierenden Hormon fehlt er von Januar bis Juni. Bei Cortisol, Prolactin und Thyroxin verschiebt sich die Lage des Tagesmaximums. Ein oft genanntes Beispiel für eine derartige Änderung der Phasenlage ist auch die Körpertemperatur. Durch stündliche Messungen zwischen 8 und 24 Uhr über einen Zeitraum von 13 Monaten stellte sich heraus (Menzel 1962), daß im Winterhalbjahr die Maxima zeitlich gut abgegrenzt gegen 15 Uhr auftreten, im Sommerhalbjahr dagegen erst wesentlich später und nicht so scharf hervorgehoben, nämlich gegen 19 Uhr. Diese Untersuchungen wurden jedoch bisher nur einmal so fundiert und nur an einer Versuchsperson durchgeführt. Weiteres Material muß hierzu erarbeitet werden.

Ein Ausdruck der jahreszeitlichen Periodik ist die körperliche

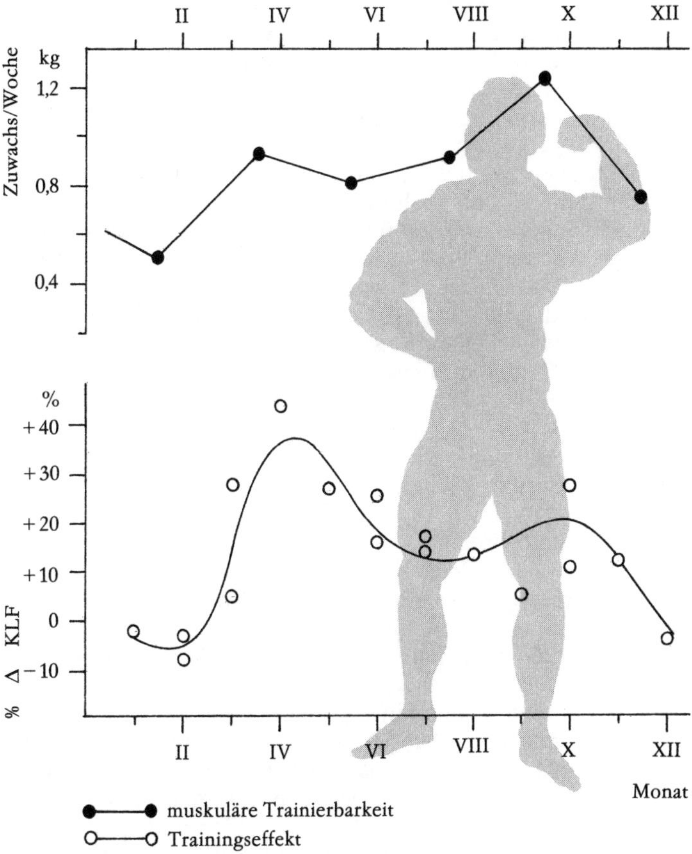

Abb. 16 Jahresgang der muskulären Trainierbarkeit und des Trainingseffektes. (aus Hildebrandt 1976, nach Beier 1972)

und geistige Leistungsfähigkeit des Menschen. Aufschlußreich sind solche Daten wie die von BAIER bereits 1972 (in HILDEBRANDT 1976) erarbeitete Jahreskurve der Effektivität körperlichen Trainings. Gemessen an der physischen Arbeitskapazität (PWC) in Form der erreichten Arbeitsleistung bei einer Pulsfrequenz von 130 ergibt sich eine deutliche Jahresperiodik mit dem niedrigsten Leistungszuwachs in den Monaten Dezember bis Februar (März), dem höchsten Zuwachs von März bis Juni und einem zweiten, doch weniger ausgeprägten Maximum im Herbst. Durch isometrisches Muskelkrafttraining wird der höchste Zuwachs an Kraft im Herbst erreicht, gefolgt von einem zweiten günstigen Jahresabschnitt im Frühjahr (HETTINGER u. MÜLLER 1955 in HILDEBRANDT 1976). Die Tiefpunkte liegen zu Jahresbeginn. Für die Belastbarkeit des Nervensystems durch Streß sind die ersten 4 Monate des Jahres am ungünstigsten, im Juni – Juli und zwischen September und November sind die größten Toleranzen des Menschen gegenüber Streß zu beobachten. In dieser Zeit ist auch die optische Reaktionszeit (Zeitspanne zwischen einem optischen Signal und einer geforderten Antwortreaktion) am geringsten. Die ungünstigste Situation ist auch hier wiederum während des biologischen Winters zu beobachten. Es ist sicher lohnend, über jahreszeitliche Verteilung von Belastungen nachzudenken, insbesondere dann, wenn Höchstleistungen gefordert werden oder wenn über nicht voll leistungsfähige Menschen Entscheidungen getroffen werden müssen. So wäre es denkbar, daß invalide Menschen zu bestimmten Jahreszeiten stärker in den Arbeitsprozeß eingebunden werden können, zu bestimmten Zeiten aber fast ganz geschont werden sollten.

Regeln längs des Jahres

Verallgemeinerungen über die circannualen Perioden sind bisher fast ausschließlich aus Experimenten an Tieren und Pflanzen gewonnen worden.

Als wesentlicher Zeitgeber für die annuale Periodik kommt das im Jahresverlauf sich ändernde Tag-Nacht-Längen-Verhältnis, die Photoperiode, in Frage. Als schwächerer Zeitgeber spielt die Temperatur eine Rolle. Bei künstlicher Verlängerung bzw. Verkürzung der Zeitgeberperiode (künstliche Photoperiode) können die biologischen Jahresperioden in einem großen Ziehbereich beeinflußt werden. So ließ sich bei Staren das »Jahr« bis auf 2,4 Monate verkürzen, was unter anderem anhand der Größenzunahme bzw. -abnahme der Gonaden geprüft wurde. Bei Sika-Hirschen *(Cervus nippon)* folgte die Circannualperiode des Geweihwachstums im Versuch Photoperioden in einer Spanne zwischen 12 und 4 Monaten.

Es wird diskutiert, daß für das Zustandekommen der annualen Periodik die Tagesrhythmen eine Rolle spielen, indem über die täglich anfallenden Veränderungen der Lichtzeit Informationen für die Jahresrhythmik der biologischen Funktionen gewonnen werden. Frage bleibt jedoch, warum dann zu bestimmten Zeitpunkten im Jahresverlauf die Funktionsumstellungen erfolgen. Ohne die Annahme endogener Mechanismen für eine circannuale Periodik ist hier nicht auszukommen. Beweis für eine gewisse Unabhängigkeit zwischen circadianer und circannualer Periodik sind Experimente, bei denen die Nuclei suprachiasmatici ausgeschaltet werden, die für die circadiane Rhythmik Bedeutung haben. Dies bringt z. B. bei Erdhörnchen schwere Störungen des circadianen und des 24-Stunden-Rhythmus hervor. Der Jahresrhythmus jedoch bleibt erhalten, was am Körpergewicht und an Reproduktionsfunktionen überprüft wurde. Bei Vögeln wurde mehrfach festgestellt, daß im Herbst erfolgende künstliche Verlängerungen der Lichtzeit die für das Frühjahr typische Gonadenvergrößerung nicht in Gang zu setzen vermögen, jedoch aber, wenn dies ab Jahresende erfolgt. Es wird angenommen, daß sich im Verlauf des Jahres die Empfindlichkeit gegenüber Licht ändert. Man spricht von der Möglichkeit einer circannualen Veränderung der Phasenbeziehung circadianer Rhythmen zu ihren zeitgebenden Licht-Dunkel-Perioden. Warum dies so ist, kann noch nicht beantwortet werden. Auf jeden Fall hat aber die circannuale Periodik (z. B. Gonadenausmaße, Körpergewicht) Einfluß auf die circadiane. So verkürzt sich in der Zeit des Gonadenwachstums unter konstantem Licht-Dunkel-Wechsel die Ruhezeit, die Aktivitätszeit verlängert sich. Andererseits kommt es zur Einschränkung der Aktivitätszeit während der jährlichen Regression (Rückbildung) der Gonaden. Diese Befunde stammen aus Untersuchungen an Vögeln und Säugetieren (Gwinner 1986). In diesem Zusammenhang ist die Annahme der Steuerung der circannualen Periodik durch Hormone naheliegend.

An einer Sperlingsart konnten Meier und Wilson 1985 (in Gwinner 1986) während der nichtsensiblen Phase des Jahres tatsächlich Gonadenwachstum, Fettansatz und nordwärts gerichtete Zugunruhe erzeugen, wenn sie die Hormone Corticosteron und Prolactin so verabreichten, wie es dem Tagesrhythmus im Frühjahr entsprach. Außerdem konnte eine Beziehung dieser Prozesse zur Freisetzung von Serotonin und Dopamin, zwei Überträgerstoffen im Nervensystem, gefunden werden. Jedoch ist bisher keine Struktur nachgewiesen, die konkret für die Aufrechterhaltung einer circannualen Periodik verantwortlich ist. Man geht auch davon aus, daß es nicht nur *eine* innere Uhr für die Jahresperiodik gibt, denn einzelne circannuale Perioden sprechen unterschiedlich schnell und stark auf Zeitgeberverschiebungen an. In diesen Zusammenhang gehört auch das zeitliche Divergieren der einzelnen Jahresrhythmen untereinander, je nachdem, wie stark sie miteinander gekoppelt sind. Hierzu fehlen noch zahlreiche Untersuchungen. Eine Voraussetzung kann jedoch beim gegenwärtigen Stand der Erkenntnis bereits als erklärt angenommen werden, das ist das Vorhandensein endogener Programme, die durch Umweltfaktoren beeinflußbar sind.

Vom Wetter und vom Sonnenwind

Uneingeschränkte wissenschaftliche Anerkennung findet die Feststellung, daß der Tag-Nacht-Wechsel und die Jahreszeiten große Bedeutung für das irdische Leben und damit für seine Rhythmen haben. Die Sonne als langfristig zur Verfügung stehende Energiequelle ist der primäre Begrenzungsfaktor unseres Lebens. Sie war Anlaß für die genetisch fixierte Circadianrhythmik. Es entstand Synchronisation der lebenden mit den nichtlebenden Systemen, eine energetische Ankopplung der Biosysteme an diese geophysikalische Vorgabe. Daß Veränderungen auf der Sonne die geophysikalischen Bedingungen beeinflussen, steht außer Frage.

Sonnenrhythmen und ihre Wirkung auf das Leben

Weit weniger Aufnahmebereitschaft gibt es unter Wissenschaftlern für die Feststellung, daß die rhythmischen Veränderungen der Sonnenaktivität biologische Rhythmen beeinflussen. Im Abstand von durchschnittlich 11 Jahren kommt es auf der Sonne zu gewaltigen Änderungen der Energiefreisetzungen, die mit beträchtlichen Strahlungsschwankungen einhergehen. Ein Maß für die Aktivität der Sonne sind Anzahl und Ausmaß von Sonnenfackeln und Sonnenflecken in der Photosphäre dieses Himmelskörpers. Im Bereich der Sonnenfackeln wird eine höhere Temperatur als in der übrigen Photosphäre gemessen, und die Sonnenmaterie ist an diesen Stellen ionisiert. Die Sonnenflekken treten in der Regel an Stellen ehemaliger Fackeln in Erscheinung, erreichen Durchmesser von etwa 10 000 bis 15 000 km und existieren durchschnittlich mehrere Wochen. An den Stellen der Sonnenflecken gibt es Vertiefungen, die dunkel erscheinen.

Die Temperatur ist hier geringer als in der übrigen Photosphäre, aber das Magnetfeld der Flecken ist sehr stark. Nach außen schließt sich an die Photosphäre die Chromosphäre an, und in dieser Schicht um die Sonne, die wie die übrige Masse aus Wasserstoff und Helium besteht, gibt es die stark veränderlichen Strukturen der Flocculi und der gewaltigen Protuberanzen. Letztere können sich relativ ruhig verhalten, aber sie können auch explodieren und schleudern dann Gaswolken bis über 1,3 Mill. km hoch. Die Explosion einer Protuberanz soll in der Stärke etwa 30 000 Wasserstoffbomben entsprechen. Diese Eruptionen führen zur Erhöhung der Röntgenstrahlung, zur gewaltigen Verstärkung der Intensität der Radiowellenausstrahlung und zu Erhöhungen der Korpuskularstrahlungen. Die Sonneneruptionen verstärken die ständig vorhandene Teilchenaussendung von der Sonne ganz beträchtlich, und dieser Teilchenstrom erreicht die Erde. In den Zeiten erhöhter Sonnenaktivität sind alle obengenannten Veränderlichen sehr aktiv. Die mit den rhythmisch schwankenden Zuständen der Sonne verbundenen Einflüsse auf die Erde wirken sich nicht nur auf geophysikalische Gegebenheiten, wie z. B. das Wetter, sondern auch auf die Lebewesen aus, und insofern können die 11-Jahres-Rhythmen der Sonne Zeitgeber für Lebewesen werden. Neben den etwa 11jährigen Sonnenrhythmen gibt es annähernd aller 33 Jahre besonders starke Aktivitätszunahmen der Sonne, desgleichen werden noch längerfristige Perioden festgestellt. Außerdem ist die Rotation der Sonne um ihre eigene Achse einmal in 27 Tagen zu erwähnen. Erhöhte Sonnenaktivität mit ihren Teilchenströmen, die auch die Erde erreichen, und zwar am 2. Tag nach einem solaren Ereignis, beeinflussen z. B. das Magnetfeld der Erde, führen zu sogenannten Magnetstürmen. In solchen Zeiten werden Magnetosphäre und Strahlungsgürtel der Erde verformt. Polarlichter treten auf. Durch von der Sonne kommende Röntgenstrahlung (8 Minuten zwischen Aussendung von der Sonne und Ankunft in der Erdatmosphäre) erhöht sich die Ionisation der Ionosphäre, was z. T. erhebliche Störungen der Ausbreitung von Radiokurzwellen zur Folge hat, das heißt der Funkverkehr kann empfindlich gestört werden. Erhöhte Sonnenaktivität beeinflußt das Wetter erheblich. So steigt in solchen Zeiten in den polnahen Gebieten der Luftdruck an und fällt in den subtropischen, wodurch das Luftdruckgefälle und damit die Luftzirkulation (und zwar speziell Nord – Süd und Süd – Nord) intensiviert werden. Die starke Strahlung, insbesondere die Röntgenstrahlung, die bei Sonneneruptionen in den erdnahen Raum dringt, ist für Kosmonauten, die sich außerhalb der schützenden Erdhülle aufhalten, gefährlich. Die Phasen extremer Sonnenaktivität aller 11 Jahre (mit Extremwert von 7 bis 17 Jahren) dauern jeweils 2 bis 3 Jahre. In den Jahren 1990/91 ist das nächste Maximum angesagt. Zahlreiche Beispiele für Auswirkungen des 11-Jahre-Rhythmus der Sonnenaktivität sind aus dem Tierreich bekannt, so die Zyklen der Wanderheuschreckenplagen, Wanderungen von Eichhörnchen, Lemmingen, Massenvermehrungen von Krankheitserregern. An Menschen ließen sich unter Einfluß von Sonnenaktivitätsmaxima Reduktionen der Leukozytenzahl und des Hämoglobins messen. Außerdem sollen Verlängerungen der Blutgerinnungszeit eintreten. Insgesamt sind Merkmale einer erhöhten Erregbarkeit des Nervensystems feststellbar, und dies besonders bei nervlich labilen Menschen. Nach Vergleich von erhöhten Selbstmordziffern mit den Daten der Sonnenaktivität stellten sich Beziehungen heraus. Ähnliches ergab sich beim Vergleich von Autounfallhäufigkeiten. 1 bis 2 Tage nach Magnetstürmen wurden 4fach höhere Unfallzahlen registriert. Verlangsamte Reaktionszeiten bilden hierfür eine Grundlage. Des weiteren erhöht sich das elektrische Potential der Haut vor Magnetstürmen. Dabei gibt es besonders empfindlich reagierende Areale der Haut. Für eine fundierte Hypothese zur Erklärung der Wirkung der Sonnenaktivitätsrhythmen auf das Leben sind langfristige interdisziplinäre Forschungen erforderlich.

Wetterfühligkeit des Menschen

Die sogenannte Wetterfühligkeit des Menschen läßt sich auch bei Wetterumschlägen feststellen, die nicht mit starken Sonnenaktivitätsänderungen einhergehen. Nicht alle Menschen sind wetterfühlig, sie merken zumindest subjektiv nichts, und nicht jeder wetterfühlige Mensch ist krank. Faust (1976) vertritt die Auffassung, daß Wetterfühligkeit eventuell ein Defizit an Anpassungsfähigkeit des modernen Menschen ist, denn Wetterveränderungen sind seit Beginn menschlicher Existenz ein notwendigerweise zu tolerierendes Merkmal. Probleme können entstehen, wenn der Organismus geschwächt oder bereits krank ist und mit extremen Wettersituationen konfrontiert wird. Wetterfronten, wie Kaltluft- oder Warmlufteinbrüche mit labilen Luftdruckverhältnissen, spielen für Beeinflussungen biologischer Rhythmen eine merkliche Rolle, jedoch auch sogenannte O-Wetterlagen (bei denen sich absolut nichts ändert) können unangenehm werden.

Da die Wetterlagen in unseren Breiten relativ oft wechseln, kann von einer Periodik gesprochen werden. Außerdem ist an die etwa neunmal in einem Jahrhundert eintretenden Sonnenaktivitätsmaxima zu denken, die, wie bereits erwähnt, zu erheblichen Beeinflussungen der Wettersituation führen. Geophysikalische »Unruhe« wirkt auf alle Lebewesen. Man kann von der Annahme ausgehen, daß etwa ein Drittel der Menschen in unserer geographischen Region wetterfühlig ist. Dabei ist das Kinder- und Jugendalter nicht ausgenommen. Nach Faust soll zwischen 20. und 50. Lebensjahr jeder 3., in den Wechseljahren jeder 2. und nach dem 60. Lebensjahr jeder 2. bis 3. Mensch spürbare Reaktionen auf Wetterveränderungen zeigen. Frauen sind häufiger betroffen.

Wetterfühligkeit äußert sich in mannigfachen Funktionsbeeinflussungen. Dabei sind vor allem Veränderungen der Amplituden biologischer Schwingungen zu beobachten. Auch nichtwetterfühlige Menschen reagieren. Zusammenhänge mit vegetativen Regulationen sind offensichtlich. Liegen hier bereits in »ruhigen« Wettersituationen anlagebedingte, durch psychische Dauerbelastungen hervorgerufene und prämorbide Einflüsse vor, dann genügen die meteorologischen Veränderungen (Luftdruck, Sonneneinstrahlung, Wind, Feuchte, Temperatur, Gewitter), um das Wohlbefinden spürbar zu beeinträchtigen. Bei mehr als 50% aller Menschen sind während meteorotroper Ereignisse (Heranziehen von Warm- oder Kaltfronten, rasches und labiles Aufgleiten warmer Luftschichten auf kalte Zyklone, Barometerstürze u. a.) Müdigkeit und mißmutige Stimmungslage zu beobachten. In der Häufigkeit folgen Arbeitsunlust, Kopfdruck und unruhiger Schlaf (>40%). Mehr als ein Drittel sind von Kopfschmerzen, Konzentrationsstörungen und Einschlafstörungen betroffen. Jeder 5. bis 3. kann über erhöhte Nervosität, Knochenbruchschmerzen, Flimmern vor den Augen, Durchschlafstörungen, Schwindelgefühl, Herzbeschwerden, Schmerzen an Operationsnarben und anderes berichten. Rheumatische Beschwerden (soweit vorhanden) verstärken sich. Auffallend ist, daß die von der Mehrheit der Menschen geübte Lebensweise mit wenig körperlicher Bewegung und ungenügendem Wechsel zwischen Spannung und Entspannung sowie erhöhtes Körpergewicht die Wetterfühligkeit zu fördern scheinen. Am stärksten treten in Mitteleuropa die wetterbedingten Beeinträchtigungen im Frühjahr, der Jahreszeit mit sehr häufigen und starken Wetterveränderungen, auf. Dies ist auch die Zeit der im Jahreslauf höchsten Sterberaten. Der Übergang vom biologischen Winter zum biologischen Frühling ist in jedem Falle beachtenswert als Problem der Wechselwirkung zwischen exogenen und endogenen Komponenten des Jahresrhythmus. Dem Problem der Wetterfühligkeit widmete bereits Alexander von Humboldt im vorigen Jahrhundert wissenschaftliche Überlegungen und kam zu der Feststellung, daß die Umweltveränderungen sowohl physiologische Funktionen als auch die Stimmungslage des Menschen beeinflussen können. Diese Einflüsse erreichen im 6. Lebensjahrzehnt des Menschen die stärkste Ausprägung, wobei dann bereits Krankheitsprozesse, z. B. Herz-Kreislauf-Leiden und rheumatische Erscheinungen, eine große Rolle spielen. Die Frau zeigt in den Wechseljahren die stärksten Beeinträchtigungen biologischer Funktionen durch Wettereinflüsse. Vegetative Dystonien treten hervor, Schwindelgefühl, Hitzewallungen und Kälteschauer, unangepaßte Reaktionen des Herzens auf Belastungen und Blutdruckabfall. Sie mindern die Leistungsfähigkeit und das Wohlbefinden in meteorotropen Situationen unter Umständen bis zur Arbeitsunfähigkeit. Welche Rolle zwischenmenschliche Probleme in diesem Zusammenhang spielen, kann hier nicht Gegenstand der Diskussion sein, sollte jedoch bei weiteren Untersuchungen mit berücksichtigt werden. Für die Disposition zur Wetterfühligkeit werden bestimmte Eigenschaften des Menschen diskutiert. Das sind beispielsweise Stimmungslabilität, häufige Mißgestimmtheit und Minderwertigkeitsgefühle (FAUST 1976). Cholerische und melancholische Typen, also Menschen mit leicht störbaren Nervenprozessen, neigen stärker zur Wetterfühligkeit.

Hauptangriffspunkte organismuswirksamer Wetterlagen sind sowohl der Sympathicus als auch der Parasympathicus des vegetativen Nervensystems (ASSMANN 1976). Dabei soll der Parasympathicus etwas stärker ansprechbar sein, jedoch spielt die aktuelle Ausgangslage des vegetativen Tonus eine Rolle für Art und Stärke der wetterabhängigen Reaktion. Durch eine Harmonisierung der biologischen Rhythmen lassen sich die Auswirkungen extremer Wettersituationen beeinflussen.

Vom Werden und Vergehen

Ist eine Verschmelzung zwischen Ei- und Samenzelle erfolgreich verlaufen, entwickelt sich bei geeigneten Umgebungsbedingungen ein neues Individuum, dessen Dasein nach einer artspezifisch etwa voraussagbaren Zeitdauer mit Sicherheit wieder beendet sein wird.

Wachstum und Entwicklung des Körpers

In einer Zeitspanne von etwa 276 Tagen nach der Befruchtung entwickelt sich der Embryo des Menschen in programmierten Schritten bis zur Geburtsreife. Aus den jeweils erreichten Differenzierungen und Abmessungen von Organen kann mit guter Genauigkeit das Alter des Embryos bestimmt werden. Ohne die Annahme einer relativ strengen biologischen, und zwar endogen angelegten Zeitordnung der Entwicklungsschritte kann dieser Prozeß nicht sinnvoll erklärt werden. Bei den heute in unseren Kliniken üblichen Ultraschalluntersuchungen während der Schwangerschaft dient gerade dieses Wissen unter anderem auch der genauen Zeitpunktbestimmung des Geburtstermins, denn in der Regel ist der Befruchtungszeitpunkt nicht zu ermitteln.

Während der Embryonalentwicklung wird der enge Zusammenhang zwischen Wachstum und Differenzierung besonders

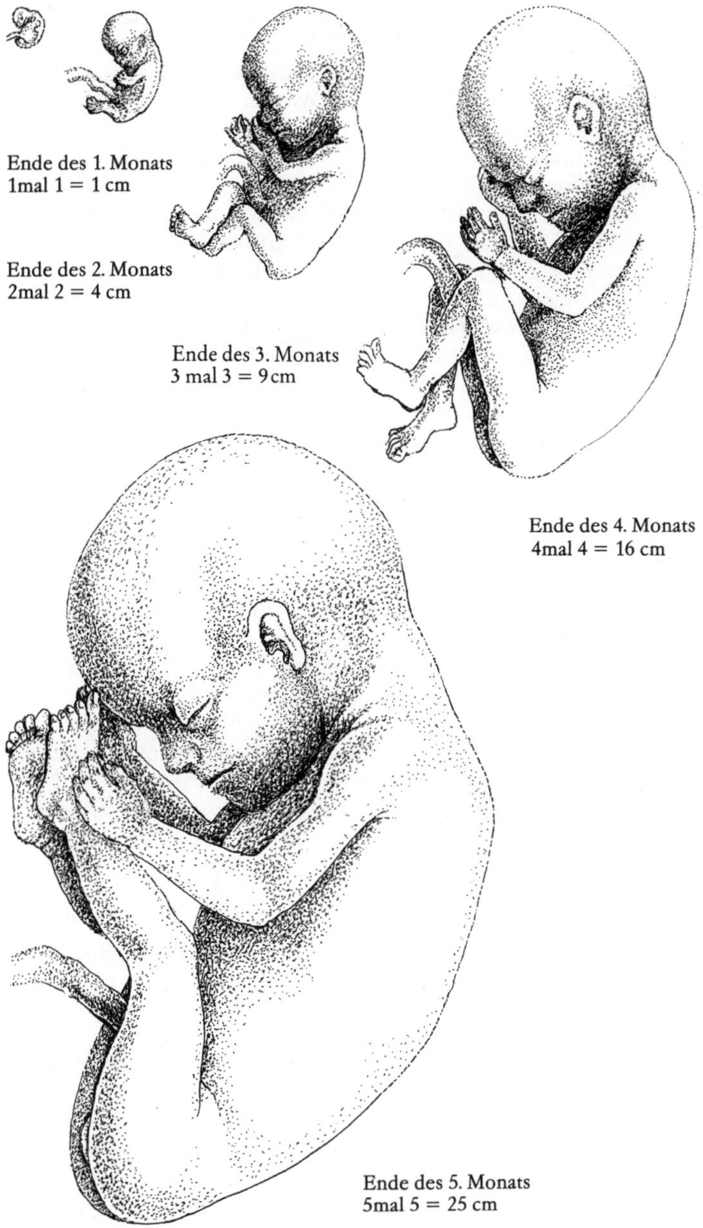

Abb. 17 Größenzunahme und Veränderung der Körperproportionen beim menschlichen Keimling. (nach Sommer 1979)

deutlich. Sie sind die beiden Seiten des Entwicklungsprozesses, häufig endet mit dem Abschluß der Differenzierungsprozesse auch das Wachstum. Gemäß der Feststellung RÖSSLES (1923) »Wachstum ist Zunahme durch Ansatz von strukturell und funktionell vollwertiger lebender Masse« sind solche Prozesse wie die Zunahme der Herzmuskelmasse durch Verdickung der Muskelzellen ohne Zellteilung ebenfalls als Wachstum zu bezeichnen. Wachstum ist ein Prozeß in der Zeit und nimmt einen monotonen Verlauf. Daß dies nur in grober Näherung und nur für begrenzte Zeiträume gilt, wird bei Berücksichtigung der an bestimmten Zeitpunkten des Wachstums feststellbaren Schübe deutlich. In Tierexperimenten konnte (MLETZKO et al. 1985) bei weißen Ratten in den ersten Lebenswochen unter anderem eine 2-Tage-Rhythmik der Gewichtszunahme gefunden werden, was Anlaß dazu gibt, Wachstum auch mit einer aufsteigenden Treppenfunktion zu beschreiben. Die Wachstumsimpulse (Schübe) können wir als Ausdruck einer biologisch determinierten Zeitzerhackung werten.

Bei Betrachtung des Gesamtorganismus stellt man für die einzelnen Körperteile unterschiedliche und für bestimmte Zeitabschnitte charakteristische Zuwachsraten fest, so daß es zum zeitweisen Vorauseilen bzw. Nachhinken in bezug auf das Gesamtsystem kommt. So wachsen beim menschlichen Säugling die Arme schneller als der Rumpf, der Kopf langsamer als der übrige Körper, die rumpffernen Extremitätenteile schneller als die rumpfnahen usw. Diese Erscheinungen führen im Zeitraum von der Embryonalentwicklung bis zum Erwachsenenalter zu jeweils alterstypischen Proportionen der Körperteile und Organe zueinander, wobei auch für diese Schritte in der »Abarbeitung« des Zeitprogramms die biologische Grundtatsache gilt, daß die Zeitpunktbestimmungen interindividuell in geringem Maße variieren.

Für das Wachstum des Menschen wurden mehrere Regeln aufgestellt. Die LIPPERTschen Regeln können für das Wachstum nach den ersten drei Embryonalmonaten gelten und umfassen:

a) Allgemeine Regeln des relativen Wachstums beim Menschen:
   1. Zunehmende Differenzierung. Die einzelnen Segmente metamer gegliederter Organe ähneln einander auf frühen ontogenetischen Stadien mehr als auf späteren. Die einzelnen Organe bzw. Organteile wachsen mit unterschiedlichen Geschwindigkeiten.
   2. Kaudocranialer Wachstumsgradient. Kaudale (hintere) Körperteile wachsen schneller als die jeweils cranialwärts (kopfwärts) liegenden, das heißt der Fuß wächst am raschesten, der Kopf am langsamsten.
   3. Innerphasische Proportionsänderung. Innerhalb der ein-

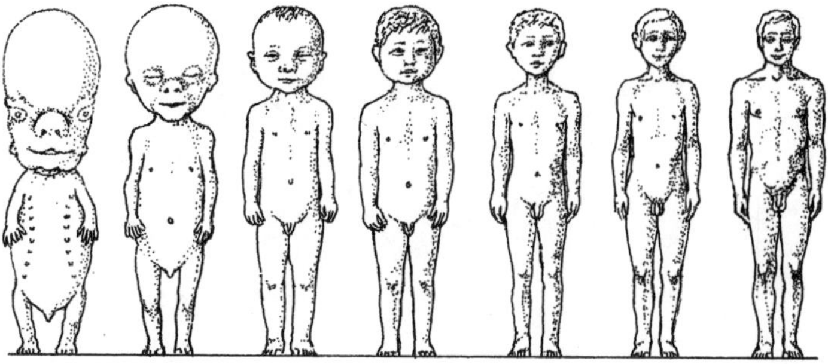

Abb. 18 Veränderung der Körperproportionen im Verlaufe der Wachstumsphase

zelnen Wachstumsphasen erfolgen Proportionsverschiebungen anfangs rasch und verlangsamen sich fortlaufend.

b) Phasenspezifische Regeln des relativen Wachstums:
   1. Spätembryonale Abkugelungstendenz. Das Breiten- und Tiefenwachstum des Körpers beschleunigt sich in der Spätembryonalzeit, das Längenwachstum bleibt zurück. Nach der Geburt Umkehrung dieses Verhältnisses.
   2. Funktionelle Überformung. Funktionelle Einflüsse modifizieren in der Postnatalzeit (nach der Geburt) das relative Wachstum, indem z. B. bei parallel verlaufendem Wachstumsgradienten und Belastung, wie bei der Wirbelsäule, dieser Gradient steiler wird.
   3. Terminales Wachstum. Die nur noch geringen Proportionsveränderungen am Ende des Wachstums der Körperlänge ergeben sich aus den verschiedenen Zeitpunkten der Verknöcherung der Wachstumsfugen.

Das Wachstum des Menschen ist, wie auch bei den Tieren, mit einem inneren und einem äußeren Gestaltwandel verknüpft. Es ist eine Periodisierung des Wachstums möglich, wobei die einzelnen Zeitabschnitte durch kritische Punkte begrenzt werden, an denen die Wachstumskurve auffallende Geschwindigkeitsänderungen aufweist. Für die Körperlängenzunahme können vier Perioden voneinander abgegrenzt werden (Bertolini 1969). Die erste, als ovuläre Periode bezeichnete, vollzieht sich in den ersten 2 Monaten der Embryonalentwicklung, die 2., die primordiale Periode, erreicht ihre maximale Geschwindigkeit in

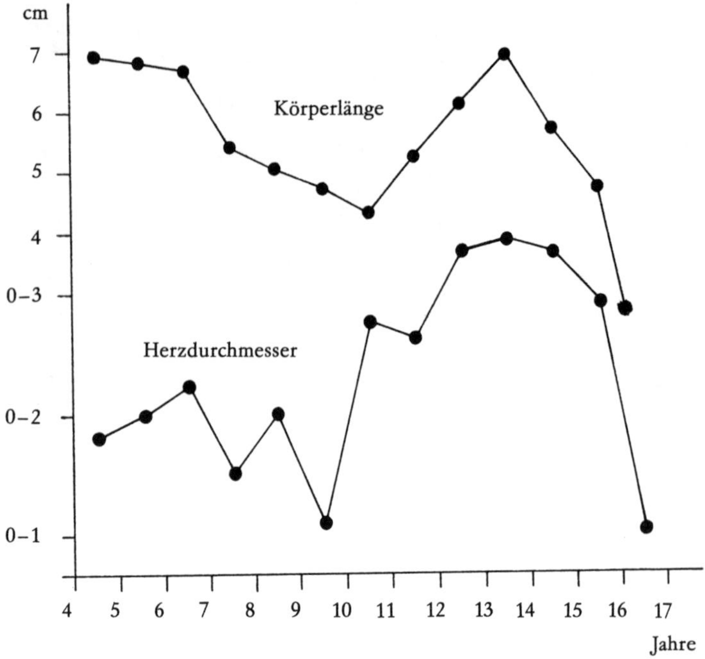

Abb. 19 Jährliche Zunahmeraten des transversalen Herzdurchmessers und der Körperlänge bei Knaben. (nach Rosenbauer 1969)

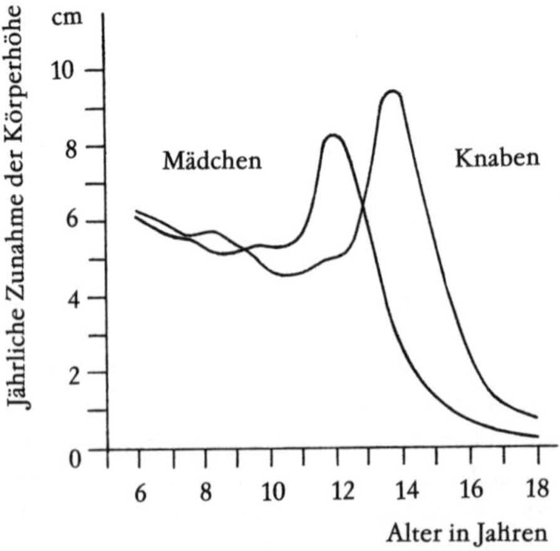

Abb. 20 Pubertätsschübe des jährlichen Längenwachstums. Man beachte die Geschlechtsdifferenz des Beginns und des Ausmaßes dieser Wachstumsphase. (aus Sommer 1979)

der Mitte der Fetalzeit, die 3., die infantile Periode, vollzieht sich mit maximaler Geschwindigkeit im 3. Lebensjahr, und schließlich die 4., die juvenile Periode, gipfelt in der Pubertäts-

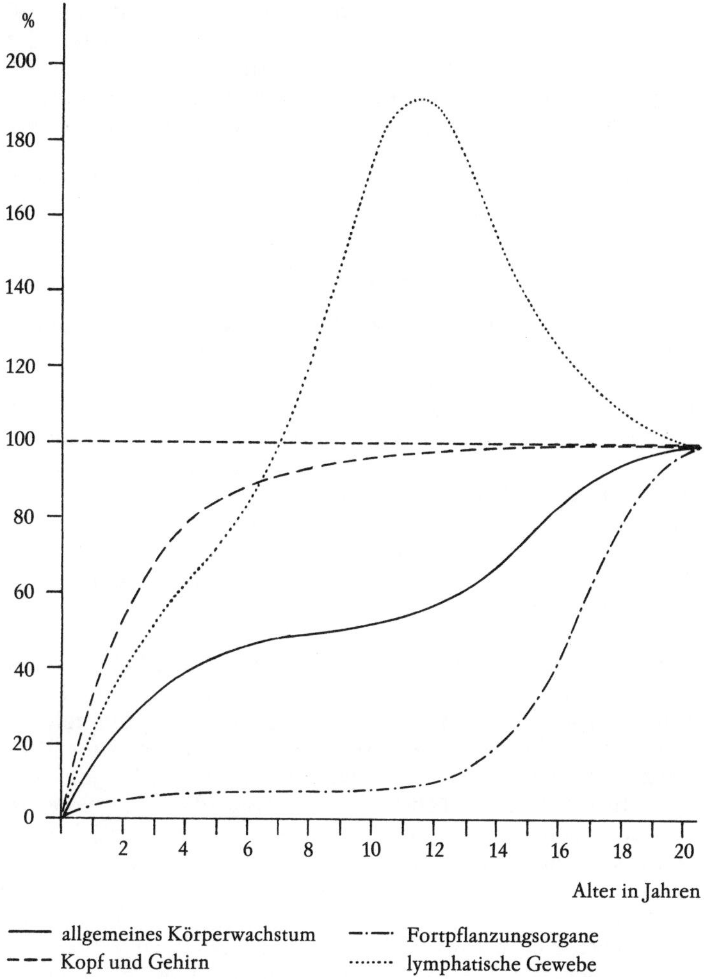

Abb. 21 Die vier Grundtypen des Wachstumsverlaufes verschiedener Körperteile und Gewebe beim Menschen. (aus Rosenbauer 1969)

akzeleration. Der Pubertätszyklus setzt beim weiblichen Geschlecht im 10. Lebensjahr ein, beim männlichen erst im 13. Lebensjahr und wird auch später beendet. Ging man im allgemeinen früher davon aus, daß das Knochenwachstum mit dem 20., spätestens mit dem 25. Lebensjahr beendet ist, muß man aber z.B. für den Schädel feststellen, daß hier noch Wachstumsprozesse zwischen dem 3. und 4. Lebensjahrzehnt eindeutig nachweisbar sind. Diese Schlußfolgerung ergab sich aus Schädelröntgenaufnahmen von Männern. Zum anderen muß an die

Wechselwirkungen mit der Umwelt gedacht werden, die Einfluß auf die genetisch angelegten potentiellen Möglichkeiten des Wachstums und der Reifung des Organismus nehmen. Hinweise darauf sind unter anderem die Zunahme der erreichten Körperendgröße und des dazugehörigen Normalgewichtes sowie die Verlängerung der Periode der Fortpflanzungsfähigkeit der Frau um etwa 5 bis 10 Jahre in entwickelten Ländern im 20. Jahrhundert.

Herausbildung der rhythmischen Zeitordnung

Das Wachstum und die Entwicklung des Körpers ist ein durch zeitdeterminierte Etappen gekennzeichneter Prozeß. Dieser dynamische Aspekt ist für einige Funktionen bereits allgemein bekannt, einfach deshalb, weil die entsprechenden Rhythmen, wie z. B. die Atmung, die Herzfrequenz oder die Summenpotentiale der Hirnrinde auch des erwachsenen Menschen Merkmale sind, die schon seit Jahrzehnten zu den Standardmeßgrößen in der medizinischen Diagnostik gehören. Der Säugling weist zum Beispiel im Alter von 5 bis 8 Monaten eine Ruheherzfrequenz von etwa 120 auf. Am Ende des 1. Lebensjahres beträgt sie nur noch 100 Kontraktionen in einer Minute. Auch die Atemfrequenz reduziert sich.

Zugleich bildet sich spontan im Verlaufe des 1. Lebensjahres ein deutlicher Tagesrhythmus der Ruhepulsrate heraus (HELLBRÜGGE 1964). Nicht nur die Frequenz oder der Tagesmittelwert biologischer Kenngrößen verschiebt sich, sondern aus dem kaum merklichen Schwingen wird ein deutlicher Tagesrhythmus. In der 1. bis 3. Lebenswoche weisen die Neugeborenen Rektaltemperaturen um 36,8 °C auf, wobei geringfügig höhere Werte zwischen 6 und 14 Uhr liegen. Zwischen 4. und 9. Lebenswoche ist schon ein Tagesgang angedeutet, wobei die Temperatur nur zu einem Meßzeitpunkt, nämlich gegen 23 Uhr, unter 37 °C sinkt, die Tageswerte bewegen sich zwischen 37,2 °C und 37,3 °C. Zwischen 10. und 16. Lebenswoche ist die 24-Stunden-Schwingung gut erkennbar, die höchsten Werte am Morgen erreichen etwa 37,4 °C, das nächtliche Minimum gegen 23 Uhr liegt bei 36,8 °C. In der weiteren Entwicklung vergrößert sich wie auch bei anderen Schwingungen die Amplitude durch ein weiteres Absinken der nächtlichen Temperaturminima, so daß bei 10- bis 14jährigen Kindern eine Amplitude mit 10 % Abweichung vom Gleichwert festgestellt werden kann. Aber nicht nur eine Amplitudenvergrößerung, sondern auch eine Verschiebung der Lage des Minimums tritt ein, indem es vom Abend in die späte Nacht bzw. den frühen Morgen hineinwandert. Die Tagesamplitude der Körpertemperatur ist beim erwachsenen Menschen wieder geringer als bei den 2- bis 14jährigen Kindern. Des weite-

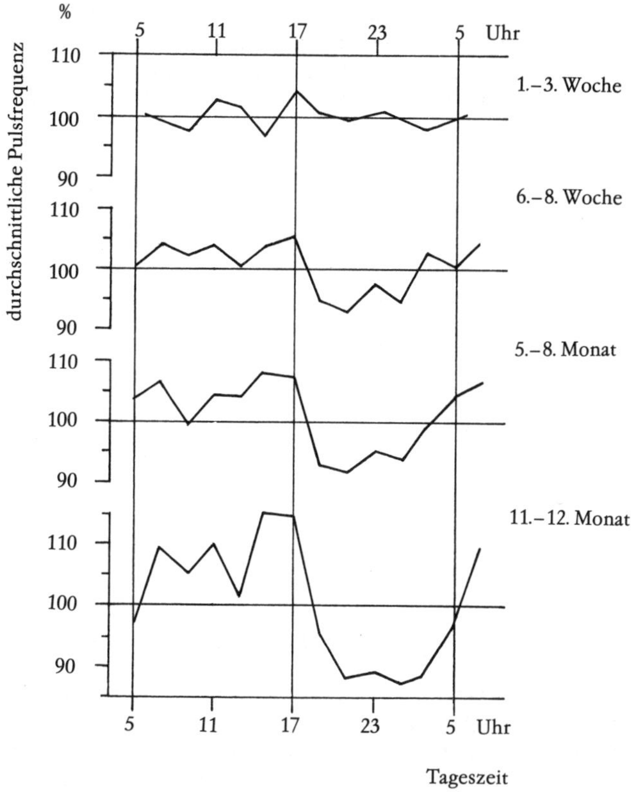

Abb. 22 Herausbildung des Tagesrhythmus des Pulses bis zum Ende des 1. Lebensjahres. Angaben in %-Abweichungen vom gleich 100 gesetzten Gleichwert. (nach Hellbrügge 1964)

ren ist bei Erwachsenen an die spezifische 4-Wochen-Rhythmik der Körpertemperatur des weiblichen Geschlechts in Übereinstimmung mit dem Eireifungszyklus zu denken mit einer sprunghaften Temperaturerhöhung nach Eintritt des Eisprungs. Recht genau ist auch das In-Erscheinung-treten des 24-Stunden-Rhythmus der Urinausscheidung untersucht. Schon ab 4. Lebenswoche erreicht die in 4-Stunden-Intervallen gewonnene Menge zu bestimmten Zeiten am Tage das Doppelte der im Nachtintervall bis 0 Uhr gewonnenen Urinmenge. Die Amplitudenvergrößerung ist im Verlaufe der Individualentwicklung beträchtlich. Die Tagesrhythmen der Ionenabgaben im Urin, z. B. des Kaliums und des Natriums, entwickeln sich nicht parallel zur Urinausscheidung.

Das Schlaf-Wach-Verhältnis verändert sich vom Säuglingsalter ausgehend beträchtlich. Die anfangs auftretenden zahlreichen kurzperiodischen Schlaf-Wach-Zyklen werden abgelöst von längerdauernden zusammenhängenden Schlaf- und Wachperioden. Aus folgender Aufstellung, bereits 1927 von BÜHLER und HETZER vorgenommen, geht dieser Sachverhalt treffend hervor:

Größte zusammenhängende Schlafphase im Verlauf des 1. Lebensjahres

Alter in Monaten	Dauer
< 1	3 h 40 min
1	3 h 41 min
2	4 h 52 min
3	6 h 13 min
4	6 h 01 min
5	5 h 12 min
6	5 h 54 min
7	9 h 10 min
8	8 h 40 min
9	9 h 30 min
10	8 h 44 min
11	10 h 00 min
12	9 h 29 min

In den ersten Lebenswochen verteilt sich die tägliche Gesamtschlafdauer auf 12 Schlafabschnitte, das heißt, sie sind in der Regel sehr kurz. Zwischen 2. und 3. Lebensmonat ist eine sprunghafte Erhöhung der maximalen Schlafdauer zu erkennen. Dies stimmt sehr gut mit Untersuchungen (schon KLEITMAN u. ENGELMANN führten 1953 derartige Versuche aus) des sogenannten »self-demand-feeding« überein, die gezeigt haben, daß etwa mit der 6. bis 8. Lebenswoche beginnend das nächtliche Nahrungsverlangen des Säuglings spontan ausbleibt und sich damit die Nachtpause beträchtlich verlängert. Diese Erkenntnis hat jedoch bei uns erst in jüngster Zeit dazu beigetragen, die Betreuungspraktiken bei der Säuglingspflege zu verändern. Das Einhalten einer längeren Nachtpause des Säuglings muß nicht mit nächtlichem Nahrungsentzug erzwungen werden, sondern tritt in angemessener Zeit nach der Geburt spontan in Erscheinung. Eine weitere sprunghafte Verlängerung der maximalen zusammenhängenden Schlafphase ist nach dem ersten Lebenshalbjahr festzustellen. Um die Mittagszeit bleibt über einige Jahre hinweg eine mehr oder weniger lange Schlafperiode erhalten. Auch später ist zu dieser Zeit ein Absinken der physischen und psychischen Leistungen feststellbar, was für die Organistion von Arbeits- und Lernprozessen von Bedeutung ist. Des weiteren vollzieht sich eine merkliche Verschiebung der nächtlichen

Hauptschlafzeit zwischen Vorschulalter und Schulalter. Von Frühaufstehern werden die Kinder meist zu Spätaufstehern. Die sehr genauen Analysen KLEITMANS und ENGELMANNS (1953) ergaben, daß vor der Stabilisierung des 24-Stunden-Rhythmus von Wachen und Schlafen beim Säugling zunächst eine etwa 25-Stunden-Rhythmik beobachtet wird, die zwischen 18. und 25. Woche in den 24-Stunden-Rhythmus übergeht, sich mit dem geophysikalischen Zeitgeber synchronisiert.

HELLBRÜGGE zog bereits 1961 aus den obengenannten Tatsachen folgende Schlußfolgerungen:

1. Verschiedene physiologische Rhythmen können beim Kind voneinander unabhängig erstmals in Erscheinung treten.
2. Die einzelnen Rhythmen können in unterschiedlichen Zeiträumen nach der Geburt manifest werden.
3. Im Verlauf der Herausbildung der Rhythmen vergrößert sich deren Amplitude.
4. Die biphasischen Rhythmen entwickeln sich aus mehrphasigen.
5. Wesentliche Bedeutung für die Herausbildung stabiler Rhythmen hat die vollständige Ausreifung des Fetus. Bei Frühgeburten kommt es erst verspätet zur Stabilisierung der Rhythmen.

Hinsichtlich der Stabilität der Zeitordnung ist der wachsende, sich entwickelnde Organismus gefährdet. Zum einen müssen die sich unterschiedlich ausgeprägten Rhythmen miteinander abgestimmt werden, zum anderen vollziehen sich gleichzeitig mit der Herausbildung der rhythmischen Zeitordnung die Veränderungen der ihnen zugrundeliegenden Strukturen. Außerdem treten z. B. in der Pubertät neue Rhythmen hinzu, die Einfluß auf zahlreiche andere ausüben.

Altern und Tod

Wenn man der Auffassung folgt, daß das Altern alle diejenigen irreversiblen Veränderungen der lebenden Substanz umfaßt, die als Funktion der Zeit auftreten (BÜRGER 1948), dann setzt das Altern jedes Individuums bei Beginn seiner Existenz ein. Nun wirft diese Feststellung, die das Axiom der prinzipiellen Irrevebilität der Zeit einschließt, die Frage auf, ob damit der Periodisierung des Lebens in voneinander unterscheidbare Abschnitte ausreichend Rechnung getragen wird.

Man kann zwar mit guter Sicherheit den Zeitpunkt des Eintritts der Geschlechtsreife bestimmen, jedoch ist es schwierig, die Relation zwischen Ende der Fortpflanzungsfähigkeit, Altern und Tod eindeutig herzustellen. Allein der beträchtliche chronologische Unterschied zwischen Mann und Frau hinsichtlich der Beendigung der Produktion befruchtungsfähiger Geschlechtszellen deutet an, daß Altern ein vielgestaltiger Prozeß ist. Selbst mit dem verbreiteten Begriff des »Leistungsalters« muß vorsichtig umgegangen werden, denn die Organe und ihre Funktionen durchlaufen ihre Leistungskennzeichen während dieses Zeitabschnitts nicht gleichartig. Außerdem wirft der Leistungssport neue Fragen der Leistungsbewertung und Alterszuordnung auf, und schließlich büßen nicht alle biologischen Kenngrößen gleichmäßig an Leistungsfähigkeit ein. Ein Teilsystem, z. B. ein Organ, dessen Alterung besonders rasch vor sich geht, kann den zeitbegrenzenden Faktor für die Lebenslänge des Gesamtorganismus bilden.

Die Tiere erreichen eine für die jeweilige Art spezifische mittlere Lebensdauer. Das weist auf die genetische Verankerung von Zeitprogrammen hin, die wir auch als Ausdruck einer biologischen Eigenzeit einschätzen können.

Die Bewertung eines Menschen nach dem Kalender als alt bzw. jung ist nicht in jedem Falle zutreffend. Menschen mit gleichem Geburtsdatum können sich in ihrem biologischen Alter später um Jahre unterscheiden, insbesondere, wenn man einzelne Organsysteme vergleicht. Es gibt sogenannte »alte« Junge und »junge« Alte (Lehr 1987). Die beträchtlich gewachsene Lebenserwartung hat insgesamt zu Veränderungen der Bedeutung der Begriffe alt und jung geführt. Betrug die mittlere Lebenserwartung eines Neugeborenen in Mitteleuropa vor etwa 100 Jahren 35 Jahre, so hat sie sich bis heute etwa verdoppelt, und der Anteil älterer Menschen (>60 Jahre) an der Gesamtbevölkerung stieg von 5% auf etwa 20%. Dabei ist festzustellen, daß das Zahlenverhältnis der über 80jährigen Bürger etwa 1:3 zugunsten der Frauen ausfällt. Geschlechtsdifferenzen der Lebensdauer sind auch von Tieren bekannt (Balasz 1977). Es muß mit Unterschieden in den genetischen Anlagen gerechnet werden.

Der Adaptations-Regulationstheorie von Frolkis folgend, ist ein Altersmerkmal die zunehmende Einschränkung und Abnahme der Adaptationsfähigkeit und damit verminderte Zuverlässigkeit der Regelkreise. Im ähnlichen Sinne läßt sich die Theorie (Failla 1958) vom zunehmenden Verlust des gegenseitigen Zusammenspiels der Zellen, des zunehmenden Verlustes der Synchronität der Einzelfunktionen, ausdeuten. Die Zeitabstimmung wird schlechter, im Extremfall kommt es zur Entartung (Orchester ohne Dirigent) und zur häufigeren Möglichkeit der Krebsentstehung. Folgen wir den zahlreichen Beweisen für zunehmende Störungen in der Genomstruktur (Mutationstheorie des Alterns), indem mit steigendem Lebensalter Spontanmutationen deutlich zunehmen, dann wird das Unumgängliche der Alterungsprozesse mit abschließendem Tod des Organismus als Lebensgesetz einsichtiger. In der sogenannten Abnutzungstheorie von Pearl (1924) werden Stoffwechsel-, Streß-, Krankheits-

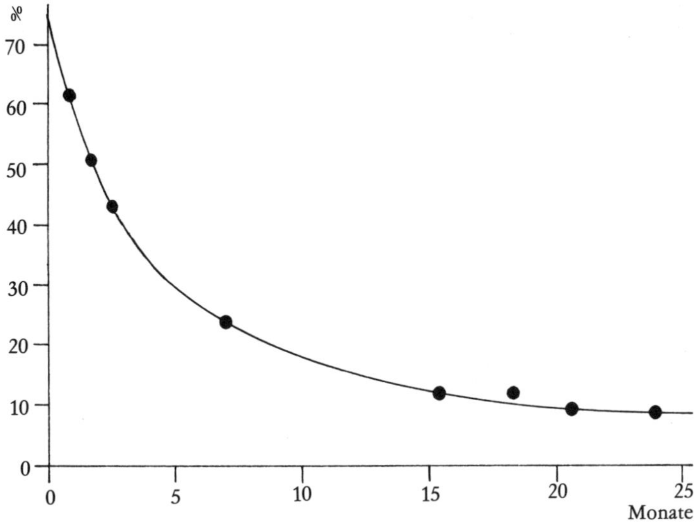

Abb. 23 Alternskurve des löslichen Kollagens in Rattenschwanzsehnen. (nach Hofecker 1976, aus Ries 1983)

und Noxenwirkungen als wesentlich für die Geschwindigkeit von Alterungsprozessen beschrieben. Die moderne Alternsforschung konzentriert sich darauf, die Bedingungen zu bestimmen, die innerhalb des gegebenen Zeitlimits langdauernde Leistungsfähigkeit in einer befriedigenden Tätigkeit und wenig Krankheit ermöglichen.

Ein wichtiger Punkt für Theorie und Praxis der Alterungsforschung und damit auch der Chronobiologie ist die Bestimmung des biologischen Alters, das den biologischen Zustand zum jeweiligen Zeitpunkt erfassen soll. Dazu wurden bisher morphologisch-anatomische, histologische, physiologische, neuerdings biochemische, genetische, ethologische und psychologische Daten herangezogen.

Den Veränderungen des Bindegewebes wird eine wichtige Anzeigerolle zugeschrieben. So nimmt der Anteil unlöslichen Kollagens immer mehr zu bei abnehmender Gesamtproduktion von Kollagen. Dies vermindert die Elastizität und Rißfestigkeit von Bindegewebe, was sich z.B. auf die Hautbeschaffenheit, Gelenkbeweglichkeit, Elastizität der Blutgefäße u. a. negativ auswirkt. Es wurde sogar versucht, anhand der Hydroxyprolinausscheidung als Anzeiger für gelöstes Kollagen eine Altersbestimmung vorzunehmen. Auch die Akkomodationsbreite des Auges oder der Hörverlust standen zur Diskussion. Jedoch können mittels dieser Einzelangaben keine sicheren Voraussagen über

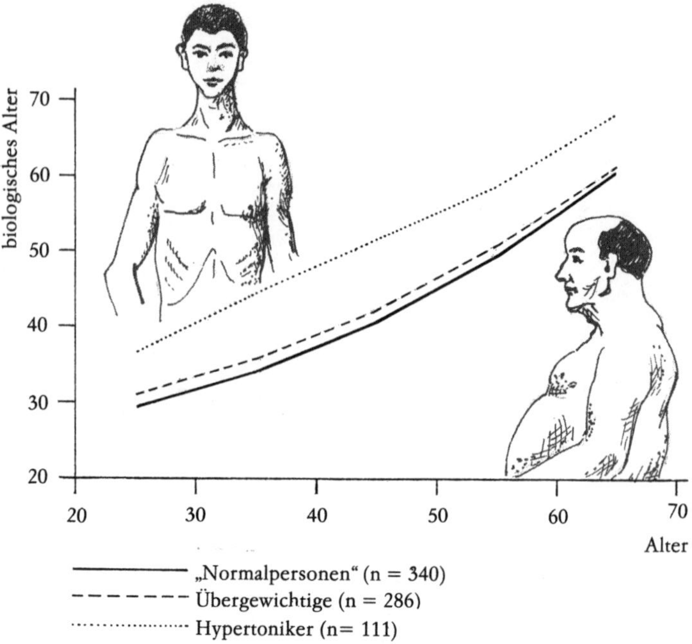

Abb. 24 Biologisches Alter von risikogefährdeten Krankheitsgruppen im Vergleich zu Normalpersonen. (nach Ries 1983)

die zu erwartende Lebensdauer des Gesamtorganismus gemacht werden.

Gegenwärtig gibt es mehrere Zusammenstellungen für multifaktorelle Altersbestimmungen. Eines dieser Systeme wurde von Ries (1983) vorgeschlagen. Es bezieht verstärkt Aussagen über pathologische Gegebenheiten und Leistungstests in die Determinierung des biologischen Alters mit ein. 1. Kardiopulmonales System: Blutdruck systolisch und diastolisch, Vitalkapazität, arterieller O_2-Partialdruck, Bestimmung des Leistungsindexes (Pulsfrequenz vor, während und nach einminütiger körperlicher Belastung), 2. Sinnesorgane, Psyche: Visusbestimmung, Audiogramm, Leseleistung, Bewegungsschnelligkeit, 3. Bewegungsapparat: Handkraft, Sehnenstreckvermögen, 4. Gebiß: Zerstörte (decayed), fehlende (missing) und gefüllte (filling) Zähne (DMF-Zahl). Aus diesen Einzelangaben können dann durch Berechnung von Indexwerten Altersbeziehungen des Individuums zum Durchschnitt hergestellt werden. Dadurch ließ sich feststellen, daß Personen mit mehr als 10 % Körpergewichtsabweichung nach oben vorgealtert sind, Blutdruckkranke sind deutlich vorgealtert, desgleichen chronologisch junge Diabetiker.

Schon 5 bis 10 Jahre nach Beendigung der Pubertät beginnen

beim Menschen Veränderungen, die im Sinne einer Einschränkung der Vitalität (Beier 1983) wirken. Beier geht dabei von einer sogenannten Vorwärtskopplung aus (Feed-Foreward). Ein gerade gegebener Zustand verändert sich anhand eines Modells (genetisches Programm) in Richtung auf einen zu erwartenden Zustand, es erfolgt eine Voranpassung, ein Prinzip, das auch in anderen Zusammenhängen in der Biologie (z. B. Veränderungen im Stoffwechsel, Verhalten bei Winterschläfern in Vorbereitung auf den Winterschlaf) eine große Rolle spielt.

Akzeptiert man diese Feststellung, dann enthält das Lebensprogramm als eine Zielfunktion den Tod.

Die Veränderungen sind vielfältigster Natur. So gibt es auf morphologisch meßbarer Ebene auffällige Wandlungen des Skeletts. Nachdem bis zum 20. Lebensjahr das Wachstum der Röhrenknochen im wesentlichen beendet ist und bis zur Mitte des 3. Lebensjahrzehnts die Vergrößerung der Wirbelkörper ihren Abschluß gefunden hat, kommt es zur fortlaufenden Verkleinerung der Rumpflänge durch Substanzverlust und zu zunehmender Krümmung der Wirbelsäule. Diese Vorgänge verlaufen bis zum 60. Lebensjahr fast unmerklich, danach aber deutlich (Rother 1983).

In den Knochen dehnen sich die Markhöhlen aus, bei Frauen zeitiger beginnend. Insgesamt werden die Knochen poröser, die Bälkchenstruktur löst sich teilweise auf. Schädelknochen werden dünner, z. T. sogar bis zur Lochbildung.

Auf die Zunahme unlöslichen Kollagens im Bindegewebe war schon hingewiesen worden. Es kommt zu einer Bindegewebsanhäufung zwischen den anderen Geweben, und sein Stoffumsatz verlangsamt sich bedeutend. Die beträchtlichen zeitabhängigen Wandlungen dieses Gewebes haben sogar zu einer sogenannten Kollagentheorie des Alterns geführt (Curtis 1968), nach der die Zunahme der unlöslichen Faserproteine und ihre Schrumpfung zum »Erwürgen« der Funktionszellen der Organe führt.

Eine weitere Kenngröße im alternden Organismus ist die Anhäufung von Lipofuscin, eines Lipoproteids, das als sogenanntes »Alterspigment« in den Zellen von Herz, Nervensystem, Muskel, Leber, Ovarien, Testes und Nebennierenrinde vorkommt. Der massemäßige Anteil kann z. B. beim Herzen bis 30% erreichen. Im Tierexperiment führte O_2-Mangel der Gewebe und Vitamin-E-Mangel zur auffallenden Anhäufung von Lipofuscin, ohne jedoch zu einem vorzeitigen Sterben der Tiere zu führen.

Einleitend war die Mutationstheorie des Alterns erwähnt worden. Hierzu konnte man nachweisen, daß bei kurzlebigen Mäusestämmen zeitiger und massiver Mutationen auftreten als bei langlebigen Mäusestämmen. Anhand der Chromosomenaberrationen läßt sich die Mutationsrate bestimmen. Die Mutationen sind im alternden Organismus vornehmlich auf Zellen konzentriert, die sich wenig teilen. Bei rasch sich teilenden Zellen können Chromosomenaberrationen durch Auslese der Zelle gut ausgemerzt werden, bei den langsameren bleiben sie häufiger erhalten und sammeln sich allmählich an (CURTIS 1968). Neueren Auffassungen zufolge sollen von den Mutationen insbesondere die Mitochondrien, Zentren des Zellstoffwechsels, in Mitleidenschaft gezogen werden. Insgesamt reduziert sich die Zellteilungsrate mit zunehmendem Alter beträchtlich. So wurde im Rattendünndarm die Dauer des Zellzyklus bestimmt (KRANZ 1983) mit dem Ergebnis, daß er bei 55 Tage alten Tieren 2,1 Stunden, bei 300 Tage alten schon 14,1 und bei 1000 Tage alten 15,7 Stunden beträgt. Mit der sinkenden Zellteilungsrate gehen Verminderungen der Reparaturkapazität einher. Einzelstrangbrüche an den Chromosomen sind häufig festzustellen. Im Endeffekt sinkt die Vielfalt synthetisierter und verfügbarer Proteine. Es läßt sich anhand von Tierexperimenten mit ionisierender Strahlung eine höhere Empfindlichkeit der Chromosomen im Alter feststellen und zugleich eine Verlängerung bzw. Unmöglichkeit ihrer Reparatur nach derartigen Bestrahlungen. Nach Bestrahlung werden Chromosomenaberrationen ausgelöst, die z. T. erst zeitlich stark verzögert Auswirkungen auf die Proteinsynthese der Zellen haben können. Die gesetzmäßig früher oder später eintretenden strukturellen Wandlungen sind mit entsprechenden Funktions- und Leistungsänderungen verknüpft. Bei Zellkulturen gibt es eine umgekehrte Proportionalität zwischen Alter des Zellspenders und dem Verdopplungspotential der Zellpopulation (PLATT 1986). Im Endstadium können viele Chromosomenaberrationen in Zellkulturen nachgewiesen werden. Bei Transplantationen von Haut einer alten Maus auf eine junge lebt dieses Hautstück etwa nur so lange wie das Spendertier. Man nimmt als Grund die große Zahl von Mutationen im alten Gewebe an (CURTIS 1968).

Zelltod und Mutationen auf der einen Seite werden im alternden Organismus begleitet von einer erhöhten funktionellen Auslastung der verbleibenden Zellen. Hypertrophie und Polyploidie können im Sinne der Adaptation dieser Zellen zur weitgehenden Kompensation der ausgefallenen bzw. leistungsgeminderten Zellen eines Organs (FROLKIS und WERCHRATSKIJ 1983) verstanden werden. Handelt es sich dabei um Organe mit relativ gleichförmigem zellulären Aufbau wie Herz und Leber, werden die Zellausfälle relativ lange toleriert. Die hypertrophierten Zellen weisen erhöhte RNS- und Proteinsynthese auf. Trotz dieser Mechanismen verliert der Organismus zunehmend die Fähigkeit, die Verluste auszugleichen. Als weiteres Beispiel seien strukturelle Veränderungen im Nervensystem des Menschen erwähnt. Wie bei anderen Organen kommt es auch beim Gehirn zu einer Masseverminderung, hier bereits nach dem 20. bis 25. Lebensjahr, die bis zum 70. Lebensjahr etwa 100 g ausmacht. Danach tritt ein weiterer, ebensogroßer Masseverlust bereits innerhalb von 10 Jahren ein. Diese Gewichtsreduktion beruht in großem Maße auf Fettverlust. Die Hirnrinde zeigt nach dem 45. Lebensjahr oberflächliche Atrophie (Rückbildung) im allgemeinen durch verschmälerte Hirnwindungen und Furchenvertiefungen an. Nervenzellatrophie und Zunahme der Gliazellen sind charakteristisch, dabei für einzelne Hirnabschnitte unterschiedlich und individuell z. T. erheblich abweichend. Blutgefäße einschließlich Kapillaren des Gehirns zeigen zunehmend Fettablagerungen und Bindegewebsanreicherung sowie Anhäufung von eiweißartigen Substanzen, was erhebliche Blutflußeinschränkungen herbeiführen kann. Der Untergang von Nervenzellen beträgt in der Hirnrinde bis zum 100. Lebensjahr etwa 20 %, im Kleinhirn bei den Purkinje-Zellen sogar etwa 50 %.

An den Nervenzellen treten Änderungen der Membraneigenschaften auf, die zu Störungen des aktiven Ionentransports führen, und dies begrenzt insgesamt die Reaktionsfähigkeit der Nervenzellen. Die maximal mögliche Aktionspotentialfrequenz der Motoneurone des Rückenmarks beträgt bei jungen erwachsenen Ratten etwa 300 Hz, bei alten jedoch nur 125. Entsprechend fand man an den neuromuskulären Synapsen junger Tiere maximal mögliche Frequenzen von 300 bis 400 Hz und 150 bis 275 bei alten Versuchstieren. Der Stoffwechsel des Gehirns fällt beim Menschen erst nach dem 60. bis 70. Lebensjahr. Am EEG ist eine Verlangsamung des α-Rhythmus und eine anteilmäßige Zunahme der für Schlafstadien typischen Theta- und Delta-Wellen erkennbar. Die Verlangsamung der α-Rhythmen soll nach dem 40. bis 50. Lebensjahr einsetzen. Untersuchungen an Familien Langlebiger zeigten, daß dieser Prozeß bei diesen Personen 15 bis 20 Jahre später als beim Durchschnitt beginnt. An Versuchstieren wurde festgestellt, daß sich bedingte Reaktionen bei alten Tieren langsamer ausbilden lassen, ihr Anteil am Verhalten nimmt ab. Der Mensch lernt im Alter langsamer, die je Zeiteinheit aufnehmbare Menge an Informationen sinkt, und zu Beginn neuer Tätigkeiten erfolgt keine so intensive Einstellung des gesamten Körpers darauf. Die spontane Bewegungsaktivität reduziert sich im Alter deutlich. Bei Laborratten ist dies bereits vor der Lebensmitte nachweisbar (Mletzko 1982). Die individuellen Unterschiede vergrößern sich. In Tierexperimenten wurde verminderte Streßtoleranz nachgewiesen.

Alle diese Gegebenheiten bedeuten jedoch nicht einen generellen und universellen Abbau von Fähigkeiten und Fertigkeiten des Menschen oder Abbau von Merkmalen der Persönlichkeit. So wie in anderen Organsystemen adaptive Kompensationen in Erscheinung treten, sind auch bezüglich der komplexen Leistungen des Nervensystems entsprechende Reaktionen gegeben.

Entscheidend für die Erhaltung eines ansprechenden Niveaus geistiger Leistungsfähigkeit bis ins hohe Alter ist die einmal genossene Schulbildung, die sich daran anschließenden Anforderungen im Arbeitsprozeß und die Anforderungen nach Beendigung der Berufstätigkeit – ein entscheidender Punkt, der Anlaß zum Nachdenken über die Stellung zu den Bürgern im Rentenalter sein sollte.

Eine echte biologisch bedingte senile Demenz (geistiger Verfall) ist bis in das 8. Lebensjahrzehnt relativ selten, bei Männern etwa 2,4%, bei Frauen 0,9%, im 9. Lebensjahrzehnt steigt dann dieser Anteil in beiden Geschlechtern auf etwa 20% an, wobei darin allerdings keine Aussage über soziale Ursachen (z. B. Isolierung) enthalten ist.

Einschneidende Veränderungen treten im Herz-Kreislauf- und im Atmungssystem ein. Die Verfestigung des Bindegewebes und seine Anreicherung in Gefäßwänden beeinflußt die Strömungs- und Austauschbedingungen des Blutes z. T. erheblich. Die Zahl der Kapillaren verringert sich. Das Herz weist häufig eine Vergrößerung durch Volumenzunahme der Herzmuskelzellen auf. In der Lunge nimmt das aktiv an der Atmung beteiligte Gewebe ab, die Vitalkapazität sinkt bereits ab Mitte des 3. Lebensjahrzehnts, und es verbleibt bei alten Menschen nur noch etwa die Hälfte der jugendlichen Optimalgröße. Der Brustkorb verändert seine Form und verliert an Beweglichkeit. Die sinkende Leistungsfähigkeit des Herzens zeigt sich darin, daß es bei Belastung vorrangig zu Frequenzsteigerungen kommt, daß die Kontraktionskraft abnimmt und das Herzminutenvolumen sich reduziert. Erhöhter peripherer Widerstand und Nachlassen der Windkesselwirkung der Arterien bewirken ein Ansteigen des Blutdruckes zu Lasten erhöhter Herzbeanspruchung. Die bereits erwähnten Veränderungen im Kapillarbereich beeinträchtigen zunehmend den Stoffaustausch zwischen Blut und Gewebe und umgekehrt. Dieses und die reduzierte Atmungskapazität führen u. a. zu einer Hypoxie (Sauerstoffmangel) der Gewebe, die ihrerseits Krankheitsentstehung begünstigt. Die im Alter gefährdete O_2-Versorgung bedeutet besondere Empfindlichkeit gegenüber O_2-Mangel in der Atemluft. Dies ist wichtig für die Teilnahme z. B. an Gebirgsexkursionen und -expeditionen. Man fand bei älteren Teilnehmern (>50 Jahre) derartiger Unternehmungen bereits deutliche Reaktionen auf Höhen ab 2000 m. Zum anderen erlaubt die reduzierte O_2-Versorgung der Muskulatur, die sich im höheren Alter durch einen sinkenden Po_2 anzeigt, nur eine langsame Steigerung von Muskelbelastungen, die dann nach Abschluß der Tätigkeit mit einer stärkeren Sauerstoffschuld enden. Dies bedeutet für den Menschen einen verlängerten Erholzeitbedarf von körperlichen Anstrengungen. Dabei treten hier die generell im Alter zunehmenden individuellen

Unterschiede besonders hervor. Weiterhin verbieten sich plötzliche extreme Belastungen des Herz-Kreislauf-Systems auch wegen der zunehmenden Gefahr von Gefäßverletzungen durch raschen Blutdruckanstieg, wobei insbesondere derartige Ereignisse im Bereich des Gehirns (Hirnschlag) dramatisch verlaufen können.

Auch an den Keimdrüsen und den Sexualorganen lassen sich morphologische und histologische Alterungsmerkmale nachweisen. So nimmt die Größe der Ovarien, um das 30. Lebensjahr langsam beginnend, ab Ende des 4. Lebensjahrzehnts deutlich ab. Primär- und Reifefollikel und die dazugehörigen Eizellen werden zunehmend weniger auffindbar. Bindegewebige Wucherungen treten an die Stelle der Gelbkörper. Der Uterus verkleinert sich und seine Schleimhaut atrophiert. Die Vaginaldrüsen reduzieren ihre Produktion. Im männlichen Geschlecht beginnt nach dem 40. Lebensjahr die Zahl produzierter Samenzellen zu sinken, desgleichen ihre Beweglichkeit. Wie für Eizellen kann auch für die Samenzellen eine Zunahme von Schädigungen festgestellt werden. Die Hodenkanälchen bilden sich zurück. Ersatz durch Bindegewebe kann erfolgen. Verkleinerung der Hoden ab etwa 60. Lebensjahr tritt ein. An der Prostata werden nach dem 50. Lebensjahr häufig hypertrophische Veränderungen (Prostataadenom) beobachtet, die zu mechanischen Beeinträchtigungen der Harnentleerung führen können.

So wie in anderen Organen sind die morphometrisch erfaßbaren Veränderungen an den Keimdrüsen und den ihnen zugeordneten Organen untrennbar mit funktionellen Wandlungen verknüpft. Das Erlöschen der Fortpflanzungsfähigkeit ist eines dieser Kennzeichen. Als Höchstgrenze für das Zur-Welt-Bringen eines lebensfähigen Kindes durch die Frau gilt zur Zeit das Alter von 52 Jahren, Zeugungsbeweise für Männer sind bis ins 10. Lebensjahrzehnt erbracht.

Aus chronobiologischer Sicht erscheint besonders die Verkürzung der Periodenlänge des Menstruationszyklus von etwa 28 Tagen auf 26 und weniger Tage interessant. Zeitiger, als die Fortpflanzungsfähigkeit endet, reduziert sich die Fruchtbarkeit. Schon im 3. Lebensjahrzehnt ist diese Reduktion bei der Frau bemerkbar, wird deutlich ab 35. Lebensjahr und ist nach dem 40. Lebensjahr bereits weitgehend vollständig. In diesen Rahmen läßt sich auch die Zunahme von Mißgeburten und Mißbildungen stellen, letztere beruhen meist auf bereits erwähnten Veränderungen im Genom.

Die heutigen diagnostischen Möglichkeiten erlauben eine Feststellung eventueller Mißbildungen bereits frühzeitig am Fetus im Mutterleib, so daß erforderliche Maßnahmen eingeleitet werden können (u. U. Auslösung einer vorzeitigen Austreibung der Leibesfrucht). Auch aus den angeführten Gründen sind

Schwangerschaften ab 35. Lebensjahr mit steigendem Risiko verbunden. Nach Beendigung der Fortpflanzungsfähigkeit der Frau zu Beginn des 6. Lebensjahrzehnts (früher schon in der Mitte des 5. Lebensjahrzehnts) verstärken sich auch andere Altersmerkmale, wie Nachlassen der Hautelastizität, Einschränkungen der Bewegungsfähigkeit und Bewegungsintensität (siehe die Veränderungen des Bewegungsapparates, der Leistungen des Herz-Kreislauf- und Atmungssystems). In jüngerer Zeit wurde nachgewiesen, daß die Ovarien auch nach Aufhören der Eireifungszyklen eine schwache Oscillation der Hormonproduktion beibehalten. Die Zahl der anorgastischen Frauen nimmt im Alter zu, bei den Männern die der impotenten, wobei dies jedoch nicht allein dem Altern zuzuschreiben ist. In vergangenen Jahrzehnten unternommene Versuche, durch Gabe von Sexualhormonen den allgemeinen Alterungsprozeß des Organismus aufzuhalten, sind gescheitert, so daß beim gegenwärtigen Erkenntnisstand das Altern im Bereich der Sexualorgane nur als eine unter anderen Komponenten des Zeitprogrammes des Organismus angesehen werden muß.

Ein wichtiges Alterungsmerkmal ist die zunehmende Krankheitsgefährdung. Genaugenommen wird der Lebenslauf eines Menschen in der Regel durch eine konkrete Krankheit beendet. Es kommt früher oder später zum Aufhören der Lebensprozesse. Bei allen scheinbar ohne sichtliche Krankheitszeichen gestorbenen Menschen, die nachträglich untersucht wurden, fanden sich krankhafte Veränderungen an verschiedenen Organen. Der Todeseintritt ist nicht dadurch gekennzeichnet, daß die biologischen Rhythmen allmählich gegen ∅ gehen, sondern Bedingung der Lebensfähigkeit ist für zahlreiche Funktionen eine Mindestaktivität, deren Minimum arttypische Werte nicht unterschreiten darf. Der Verlust der Lebensfähigkeit kann zunächst einzelne biologische Rhythmen betreffen, dann sprechen wir von partiellem Tod. Mit der Funktionseinstellung aller Lebensäußerungen tritt der totale Tod ein. Damit hat sich der Lebenslauf eines Menschen biologisch vollendet.

Rhythmen des kranken Organismus – Biopathorhythmik

Die guten Wünsche an unsere Freunde und Bekannten zu Geburtstagen, Jubiläen, Jahreswechseln sind immer verbunden mit der Hoffnung auf Gesundheit. Dies verdeutlicht den hohen Stellenwert, den wir ihr beimessen.

Heute gehört zur Auffassung vom Gesundsein neben dem Freisein von Krankheiten und Gebrechen das körperliche, geistige und soziale Wohlbefinden. Folgt man dieser weitgefaßten Begriffsbestimmung, dann ist es oft schwer, die Trennlinie zwischen Gesundheit und Krankheit zu ziehen. Als Hilfsmittel für derartige Entscheidungen kann unter anderem auch die Chronobiologie dienen.

Im gesunden Organismus herrscht ein ausgewogenes Wechselspiel der Regelkreisauslenkungen bei Belastung und Entlastung sowie eine art- und individualtypische zeitdeterminiert unterschiedliche Sollwertvorgabe. Dies hat Einfluß auf die Belastbarkeit, die Regelgüte, die Stabilität der Regelkreise. Jede Funktionsstörung ist verbunden mit mehr oder weniger einschneidenden Veränderungen der rhythmischen Charakteristika. So kann es zu übernormalen Amplitudenvergrößerungen kommen (z. B. pathologische Blutdruckamplitude), andererseits zur Reduktion der 24-Stunden-Amplitude (z. B. Verlust des nächtlichen Blutdruckabfalls, Schlaflosigkeit). Weiterhin sind Frequenzänderungen, die den normalen Bereich über- oder unterschreiten, zu verzeichnen (z. B. Herzjagen, Darmträgheit u. a.). Und schließlich kommt es zu Phasenverschiebungen, indem das Maximum der gestörten Funktion zu einer Tageszeit auftritt, die von der üblichen abweicht. Als Beispiel sei die Verschiebung des Maximums der Urinausscheidung in die Nacht genannt.

Erkrankungen und damit Rhythmusänderungen eines Organs können wegen der Vermaschung der Regelkreise im funktionellen System auf die Zeitordnung des ganzen Organismus wirken. Die Synchronisationsgüte ist gestört, man spricht von Dyssynchronisation. Ursachen von Krankheiten können Bakterien und Viren, erbliche Faktoren, physische und psychische Belastungen, Gifte usw. sein. Trotz dieser Vielfalt stellen wir neben den anderen krankheitstypischen Erscheinungen immer über »Normalgrenzen« hinausreichende Zeitablaufänderungen fest.

Wiederherstellung der vollen Funktionsfähigkeit einer pathologisch gestörten biologischen Größe bedeutet auch immer die Wiederherstellung ihrer Zeitordnung. Bei einigen Regelkreisen ist man heute schon so weit, diesen Prozeß als ein Kriterium der Gesundheit zu werten, wie z.B. beim Herzrhythmus, beim Menstruationsrhythmus. Bei anderen Funktionskreisen spielt aufgrund fehlender oder noch nicht praktisch genutzter Kenntnisse die Einschätzung des zeitlichen Ordnungsgrades keine wesentliche oder überhaupt keine Rolle. Mißt man nur zu einem Tageszeitpunkt z.B. den Blutzucker oder den Blutdruck, dann entgeht häufig das Anfangsstadium einer entstehenden Erkrankung, denn die Abweichungen treten zunächst nur zeitweise auf. Eine neue Qualität der Diagnose und Therapie kann erreicht werden, wenn das Wissen über Tages- oder Jahresrhythmen zunehmend in die medizinische Praxis integriert wird.

Veränderte Biorhythmen als Krankheitszeichen

Das Fieber ist eines der bekanntesten Begleitsymptome entzündlicher, bakterieller Prozesse im menschlichen Organismus. Es handelt sich sowohl um eine Gleichwertverschiebung als auch um eine Amplitudenvergrößerung der Tagesschwingung der Körpertemperatur. In Kliniken wird diesem Phänomen durch die zweimalige Registrierung der Körpertemperatur (bei Erwachsenen Axillartemperatur), nämlich am frühen Morgen

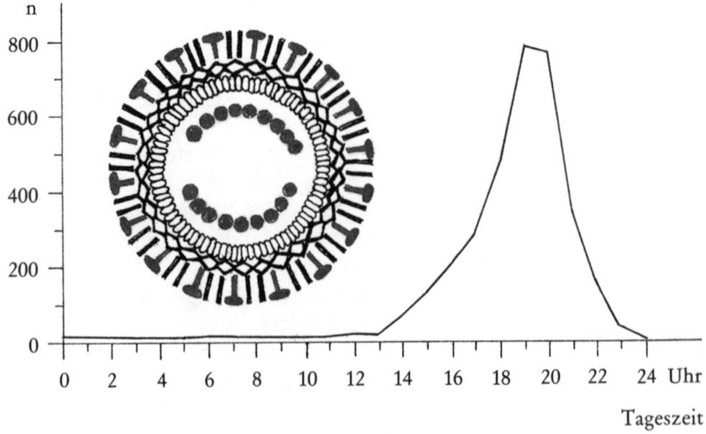

Abb. 25 Tageszeitliche Verteilung des ersten Fieberanstiegs beim Ausbruch einer Virusinfektion. Untersucht wurden 3597 Fälle. (verändert nach Hejl 1977, aus Reinberg und Smolensky 1983)

und mittags, Rechnung getragen. Dabei ist allerdings zu beachten, daß das Maximum der Körpertemperatur des Gesunden erst am Nachmittag erreicht wird, im Sommerhalbjahr sogar noch später. Die morgendliche Fieberfreiheit kann über den wirklichen Gesundheitszustand hinwegtäuschen, denn »Nor-

Abb. 26 Häufigkeit des Auftretens akuter Symptome beim Heuschnupfen (n = 246). (nach Nicholson Bogie 1973, aus Reinberg u. Smolensky 1983)

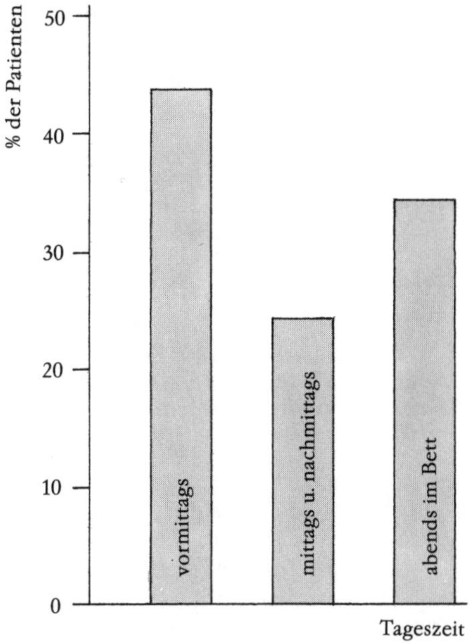

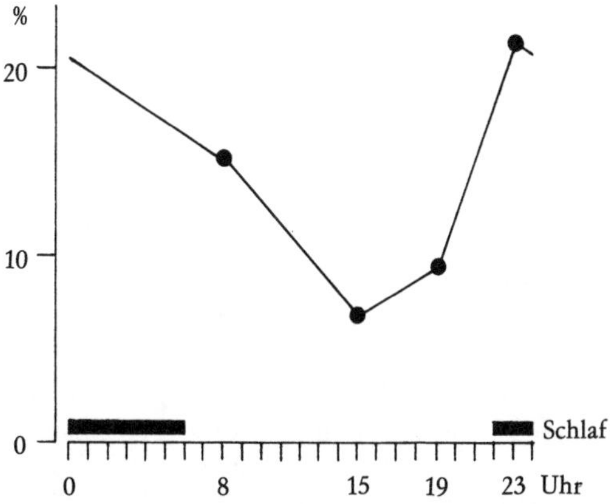

Abb. 27 Tageszeitabhängige Häufigkeit eines Fieberanfalls 15 Minuten nach Staubinhalation bei hausstaubempfindlichen asthmakranken Menschen. (nach Reinberg u. Smolensky 1983)

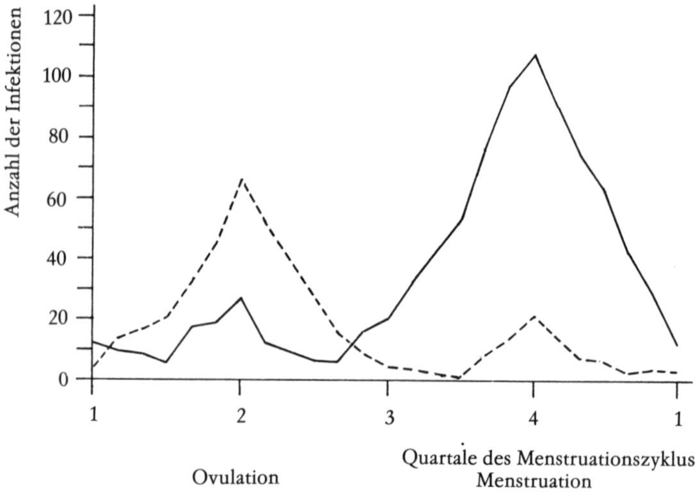

Abb. 28 Häufigkeit von Virusinfektionen (durchgezogene Linie) und Bakterieninfektionen (gestrichelte Linie) im Verlaufe des Menstruationszyklus. Gemessen wurde der Fieberanstieg. (nach Hejl 1977, aus Reinberg u. Smolensky 1983)

maltemperatur« am frühen Morgen zeigt noch keine Normalisierung des 24-Stunden-Rhythmus an. Dies kann erst durch Messung zum Zeitpunkt des Tagesmaximums bestätigt werden. Und dieses Maximum kann bei Erkrankungen im Vergleich zu gesunden Menschen auch noch zeitlich verschoben auftreten. Bei Virusinfektionen z. B. erfolgt der erste Fieberanstieg erst zwischen 16 und 22 Uhr. Wir sehen also, daß die praktizierte Form der Fiebermessung nur einen möglichen Teil der eingetretenen Veränderungen erfaßt. Für das richtige und schnelle Reagieren auf herannahende bedrohliche Situationen könnte eine zeitdeterminiert durchgeführte Temperaturkontrolle hilfreich sein.

Eine gleichfalls auffällige Rhythmusänderung ist die der Urinausscheidung im Zusammenhang mit Nieren- und Herzerkrankungen, ebenso bei Lebererkrankungen. Das Verhältnis der Urinmengen kann sich dabei so sehr verschieben, daß nachts die doppelte Menge im Vergleich zum Tage ausgeschieden wird. Andererseits erhöht sich die am Tag im Urin ausgeschiedene Chlorid-, Harnstoff-, Na^+- und K^+-Menge. Durch Herzinsuffizienz, wie sie häufig im Alter vorkommt, und durch Lebererkrankungen tritt unter Umständen eine Inversion des 24-Stunden-Rhythmus der Ausscheidung von Wasser, Natrium und Kalium ein. Gerade die Änderungen des Exkretionsrhythmus sind auch dem Laien Signal für eine Belastungssituation der

Nieren. Solche Erscheinungen ergeben sich auch durch psychische Konflikte, deren nierenschädigende Wirkung in Tierversuchen nachgewiesen wurde. Die nächtlichen Blasenentleerungen bei Kindern oberhalb des Kleinkindalters sind zumindest teilweise ebenfalls als Rhythmusstörungen durch psychische Belastungen zu betrachten. Zahlreiche Veränderungen morphologischer und zeitlicher Kenngrößen von Organen werden nur über Erregungen von Schmerzrezeptoren signalisiert. Dieser Überwachungsapparat tritt demnach erst dann spürbar in Erscheinung, wenn Schäden gesetzt wurden. Ist aber der Zustand Schmerz eingetreten, unterliegt er wie alle anderen Körperfunktionen ebenfalls einer Zeitordnung. Als Beispiel für die 24-Stunden-Rhythmik der Schmerzempfindung soll der hinreichend als unangenehm bekannte Zahnschmerz dienen. Man beobachtet einen starken Anstieg in der zweiten Nachthälfte bis gegen 7.00 Uhr, dem sich ein allmählicher Abfall anschließt. Zwischen 11.00 und 18.00 Uhr treten relativ selten Zahnschmerzen auf. Etwas ängstliche Männer sollten deshalb nachmittags beim Zahnarzt erscheinen. Am Abend gibt es einen erneuten Anstieg und zwischen 21.00 und 0.00 Uhr ist wieder ein beschwerdeärmeres Intervall zu verzeichnen (PÖLLMANN u. HARRIS 1978).

Herz-Kreislauf-Erkrankungen

Ein relativ bekanntes Phänomen sind die Durchblutungsstörungen des Herzens, die sich als Angina pectoris äußern, unter anderem verbunden mit Atemnot und Schmerzen in einer gürtelförmigen Zone des Brustkorbes, zum linken Arm ausstrahlend und Angstgefühl auslösend. Die Angina pectoris-Anfälle treten in unterschiedlicher Stärke auf als Folge einer Diskrepanz zwischen Sauerstoffbedarf des Herzmuskels und real verfügbarem Sauerstoff. Dies kann der Fall sein bei erhöhten körperlichen Anstrengungen und daraus resultierender vermehrter Herzarbeit. Arteriosklerotisch verengte Herzkranzgefäße z. B. befördern dann nicht genügend Blut zum Arbeitsmyocard, das damit in seiner Leistungsfähigkeit eingeschränkt wird. Extremer O_2-Mangel ist der Wegbereiter des Herzinfarktes. Zeitweise Gefäßverengungen der großen Herzkranzgefäße in Form von sogenannten Spasmen führen ebenfalls zu O_2-Mangelerscheinungen. Einflüsse des vegetativen Nervensystems sind von wesentlicher Bedeutung für diese Herzkranzgefäßverengungen. Bei der Analyse der aufgrund dieser Tonusveränderung zustandekommenden Angina pectoris stellte sich heraus (Kuroiwa 1978), daß die höchste Anfallhäufigkeit nachts zwischen 2.00 und 4.00 Uhr beobachtet wird, wobei zwischen 0.00 und 7.00 Uhr insgesamt die meisten Fälle zu beobachten sind. Der genannte Autor konnte die Anfälle, auch wenn sie ohne Brustschmerzen verliefen, anhand der im EKG nachweisbaren Änderungen (Schwankungen des ST-Abschnitts aller 3 bis 5 Sekunden) meßbar machen. Überwiegend symptomfrei bleiben die Tagesstunden zwischen 10 und 17 Uhr. Die Beobachtungen über den Tagesrhythmus dieser Art von Angina pectoris (Prinzmetal-Angina) erfolgten an unbelasteten Patienten. Um zu zeigen, daß die Belastbarkeit derartig erkrankter Menschen, die den obigen Tagesrhythmus des Herzkranzgefäßtonus haben, stark schwankt, führten YASUE et al. (1979) an Angina pectoris-Patienten körperliche Leistungstests zwischen 5 und 8 Uhr sowie zwischen 15 und 16 Uhr durch. Es stellte sich heraus, daß am frühen Morgen bei allen Personen nach der Belastung Angina pectoris-Anfälle auftraten, am Nachmittag zeigten nur 2 von 13 Versuchspersonen die oben geschilderten Anfallsmerkmale. Dazu muß ergänzt werden, daß die am Nachmittag geforderte Laufleistung sogar höher war als die am frühen Morgen. Daraus ist zu schließen, daß die Sauerstoffversorgung am Nachmittag aufgrund der großen Herzkranzgefäßweite Belastungen weit besser zuläßt als am frühen Morgen oder gar in der Nacht. Die Einnahme des Medikaments Nitrangin ist gerade wegen dieses Tagesrhythmus der Gefäßweite nur am Morgen effektiv. Durchblutungsstörungen verschiedener Ursachen, oft über längere Zeit vorbereitet, können schließlich den Herzinfarkt hervorrufen, den Untergang von Herzmuskelgewebe, was zu mehr oder weniger ausgeprägten Herzleistungseinschränkungen bzw. zum Tode führen kann. Die Analysen der tageszeitlichen Verteilung der Infarktfälle ergibt die höchsten Fallzahlen am Vormittag mit dem Maximum gegen 9 Uhr, ein zweiter kleiner Anstieg wird nach 20 Uhr bis gegen 23 Uhr festgestellt. Dies berücksichtigend, sollten Leistungstests an infarktgefährdeten Personen nicht am Vormittag stattfinden. Dasselbe gilt für Patienten mit Neigung zu Herzrhythmusstörungen. Bei diesen wurden die stärksten Arrhythmieerscheinungen zwischen 6.00 und 9.00 Uhr und am Abend festgestellt. Der Tagesverlauf des Auftretens von Herzrhythmusstörungen ähnelt dem der Herzinfarkte. Dies verwundert nicht, gibt es doch einen engen Zusammenhang zwischen diesen beiden Erkrankungen. So sind Herzrhythmusstörungen eine der möglichen Voraussetzungen für die Entstehung eines Infarktes, und andererseits sind sie regelmäßige Begleiterscheinung eines bereits vorliegenden Infarktes. Herzrhythmusstörungen werden im EKG sichtbar z. B. am Ausfall ganzer Perioden (totaler Block der Erregungsleitung), am Auftreten zusätzlicher Erregungen, die zu Extrasystolen (Zusatzkontraktionen) führen, an extremen Beschleunigungen der Erregungen im Sinusknoten, in den Vorhöfen, den Kammern (Tachykardien) mit Frequenzen >200/min oder Störungen einzelner Abschnitte der Erregungsleitung. Synchronisation der Muskelfasern der Vorkammern bzw. der Kammern ist

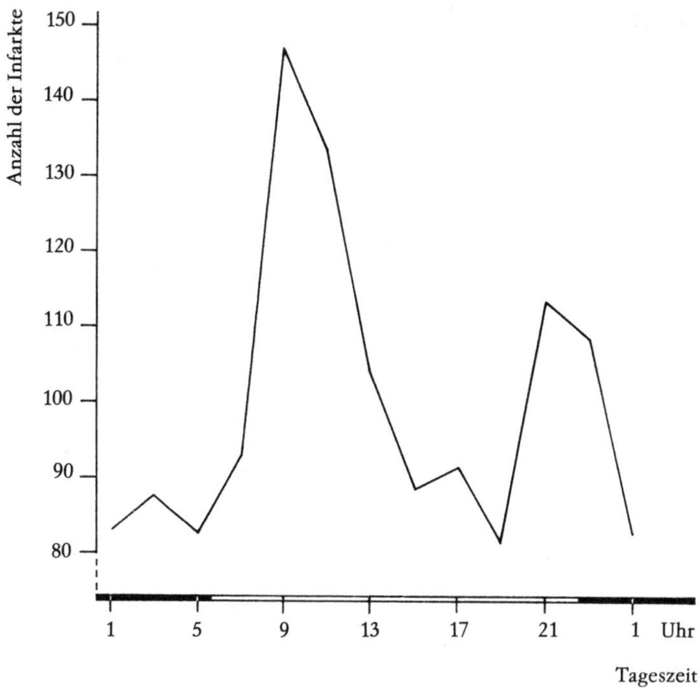

Abb. 29 Zeitliche Verteilung der Herzinfarkte über den 24-Stunden-Tag bei n = 1209. (aus Reinberg u. Smolensky 1983)

Voraussetzung für eine geordnete Kontraktion, die das Blut (Herzschlagvolumen) mit dem erforderlichen Druck und der nötigen Geschwindigkeit weiter befördert. Geht diese Synchronisation verloren, und kommt es gar zum Flimmern, dem Extremfall der Herzrhythmusstörungen, ist diese Leistung und damit die Kreislauffunktion nicht mehr realisierbar. Benachbarte Faserbezirke befinden sich nicht mehr in Phase und kontrahieren unabhängig voneinander. Entscheidende Folge ist der Verlust der Durchblutung von Gehirn und Herz. Innerhalb weniger Minuten tritt der Tod ein, wenn die Herzkammern von diesem Flimmern betroffen werden. Rettung ist durch elektrische Reizung möglich. Weiterhin wird durch Herzrhythmusstörungen die Synchronisation insofern beeinträchtigt, als die geordnete Aufeinanderfolge der Kontraktionen der Herzteile nicht mehr gesichert ist. Diese bildet aber eine Voraussetzung für den normalen Blutkreislauf. Können z. B. die Erregungen vom Sinusknoten durch eine Leitungsblockade nicht bis zur Herzkammer gelangen, kommt es zum Kontraktionsausfall und zum Auftreten der Erregungsbildung in Herzkammerstrukturen, wie z. B. dem Purkinje-Faserbündel. Erregungsbildung außerhalb des Si-

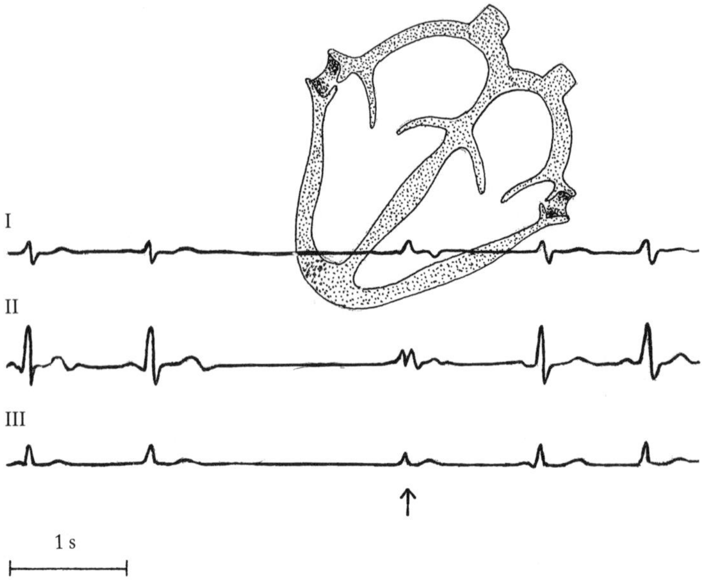

Abb. 30 Elektrokardiogramm bei einer Herzrhythmusstörung. Blockierung der Überleitung der Sinuserregung. Es tritt bei Blockierung einer Ersatzerregung (↑) in der Herzkammer auf, die eine Ersatzkontraktion ermöglicht. Anschließend wieder Sinuserregungen ausgebreitet. (nach Urbaszek 1982)

nusknotens als sogenannte heterotope Erregungsbildung stört, wenn sie zur Wirkung kommt, den normalen Herzrhythmus. Die häufigste Herzrhythmusstörung ist die zusätzliche Erregungsbildung in den Herzkammern (ventrikuläre Extrasystolen). Sie kann auch bei organisch Gesunden auftreten, wobei der Einfluß des vegetativen Nervensystems eine große Rolle spielt. Auch unbemerkte Herzmuskelschwächen können dem zugrundeliegen. Bei herzkranken Menschen werden diese Rhythmusstörungen ein auffallendes Merkmal, wie z. B. bei Bluthochdruck, gestörter Leistungsfähigkeit der Herzkranzgefäße, bei Herzmuskelentzündungen und -erkrankungen, Störungen im Mineralhaushalt des Herzens. Der frische Herzinfarkt ist immer mit ventrikulären Extrasystolen verbunden und muß auch bei vielen Infarktpatienten langdauernd behandelt werden (Urbaszek 1982). Bestimmte Medikamente können ebenfalls zu Herzrhythmusstörungen führen, z. B. Anregungsmittel oder Betäubungsmittel. Bei gefährdeten Personen sollte deshalb bei der Gabe derartiger Stoffe auf den Tagesrhythmus der Herzrhythmusstörungen geachtet werden. Daß mit steigendem Lebensalter die Wahrscheinlichkeit von Herzrhythmusstörungen zunimmt, ist ein Hinweis auf die mit dem Altern verbundene Abnahme der Synchronisation, die zahlreiche Lebensprozesse betrifft. Eine weitere mit der Herztätigkeit eng verbundene Krankheit ist der Bluthochdruck, der insbesondere in der 2. Lebenshälfte mit hohem Prozentanteil in der Gesamtbevölkerung auftritt, bei fast der Hälfte der Gesamtpopulation liegen Ruhewerte des arteriellen Blutdruckes vor, die über einem vereinbarten Normalwert von etwa 140 mm Hg systolisch bzw. über 90 mm Hg diastolisch liegen. Dabei gibt man bei älteren Menschen eine etwas größere Toleranz nach oben zu. In jedem Falle muß Bluthochdruck behandelt werden, denn andere Folgekrankheiten, wie Arteriosklerose oder Herzinfarkt, werden gefördert. Problem bei der Feststellung des Bluthochdrucks ist der Tagesrhythmus, der üblicherweise nicht berücksichtigt wird. Beim Bluthochdruckkranken erreichen die Ruhedruckwerte ähnlich wie die Herzfrequenzwerte zwischen 8.00 und 9.00 Uhr sowie zwischen 16.00 und 17.00 Uhr ihre maximalen Beträge, und diese sollten bei einer Behandlungsstrategie stärker ins Blickfeld kommen. In den Zwischenzeiten können durchaus sogenannte Normalwerte erreicht werden, so daß eine sich entwickelnde Erkrankung übersehen werden kann. In der Nacht sinken Blutdruck und Puls deutlich ab, die minimalen Werte sind zwischen 0 und 4 Uhr meßbar. In einer Gruppe Hochdruckkranker, die stationär unter gleichen Bedingungen untersucht wurden, sank er von durchschnittlich 141:88 um 21.00 Uhr auf 127:88, gemessen um 6.00 Uhr, desgleichen gab es eine Reduktion des Pulses von 70 auf 57. Man kann feststellen, daß die Veränderung, die wir als Bluthochdruck (Hypertonie) bezeichnen, im wesentlichen durch die beträchtlich gewachsene Amplitude gekennzeichnet ist, wobei die Kopplung zum Tagesrhythmus des Pulses erhalten bleibt. (Imai 1987)

Bei einer Störung des Hormonhaushaltes, dem Cushingschen Syndrom, verändert sich der Tagesrhythmus des Blutdruckes. Es handelt sich bei der Krankheit um eine Überproduktion von Glukocorticoiden in der Nebennierenrinde, die zu Stammfettleibigkeit (Arme und Beine bleiben schlank), Vollmondgesicht, Bluthochdruck u. a. führt. Dieser hormonell bedingte Bluthochdruck hat die Eigenschaft, nachts nicht abzusinken. Dazu von Imai an einer Patientengruppe gemessene Werte betrugen um 21.00 Uhr 156:94 und um 6.00 Uhr 155:93 mm Hg. Außerdem gibt es bei diesen Kranken kein ausgeprägtes Blutdruckmaximum, das bedeutet eine weitgehende Amplitudenreduktion dieser Tagesschwingung. Chronobiologisch interessant ist dabei der Effekt, daß der Tagesrhythmus des Pulses erhalten bleibt (zu den Vergleichszeiten Abfall von 79 auf 61), damit liegt in diesem Krankheitsfalle eine Entkopplung der beiden Rhythmen vor. Da Herz-Kreislauf-Erkrankungen in der Todesursachenstatistik bei uns wie auch in anderen entwickelten Ländern der Welt an erster Stelle stehen, kann die Berücksichtigung der tageszeitlichen Periodik dieser Störungen bei der Therapie helfen, die Lebenserwartung zu erhöhen.

Die zeitentartete Zelle – Krebs

In der Rangfolge der Todesursachen schließen sich unmittelbar die Krebserkrankungen an. Die Wahrscheinlichkeit, von dieser Erkrankung betroffen zu werden, nimmt mit steigendem Lebensalter zu. Krebsgewebe, das bei entsprechender Ausdehnung innerhalb eines Organs dessen spezifische Funktionen zum Erliegen bringen und damit den Tod herbeiführen kann, entsteht nach heutiger Auffassung wahrscheinlich jeweils aus einer einzigen entarteten (transformierten) Zelle, man nennt dies monoklonal. Die Krebszellen sind durch den Verlust der organ- und funktionsspezifischen Eigenschaften gekennzeichnet. Man sagt, daß diese Zellen in einen für embryonale Zellen typischen Zustand zurückgefallen sind. Es treten Veränderungen der genetischen Informationen in diesen Zellen ein. Entscheidend sind die Veränderungen des Zeitprogrammes im Vergleich zu normalen Zellen. Bei schnell wachsenden Tumoren ist die Anzahl der Zellteilungen je Zeiteinheit auf das 6- bis 7fache gegenüber Normalzellen erhöht. Diese Beobachtungen stammen von experimentell erzeugten Brusttumoren bei weiblichen Mäusen (BADRAN

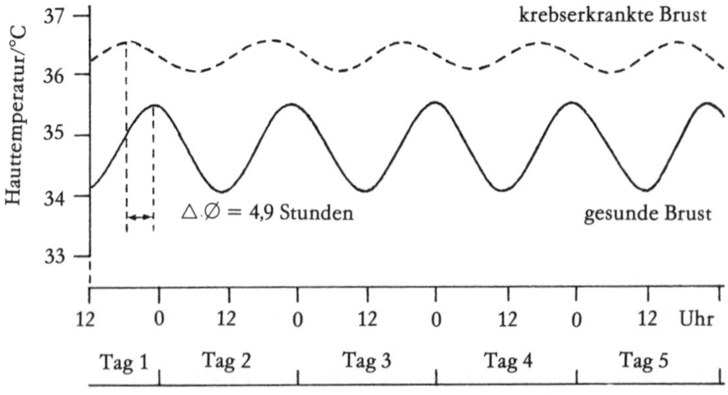

Abb. 31 Vergleich des Tagesrhythmus der Hauttemperatur einer krebserkrankten Brust mit einer gesunden Brust. Die krebserkrankte Brust zeigt eine Periodenlänge unter 24 Stunden. Auch Amplitude abgeflacht. Am 2. Tag kann Δφ von 4,9 Stunden festgestellt werden. Der Gleichwert (mittleres Temperaturniveau) der erkrankten Brust ist etwa 1,5 °C höher als der der gesunden Brust. Ergebnis an einer Patientin nach der Menopause. (nach Phillips, MJ. et al. 1981, aus Reinberg u. Smolensky 1983)

und ECHAVE LLANOS 1965). Auch bei geringfügig erhöhter Zellteilungsrate haben Tumorzellen die Eigenschaft, ihre Vermehrung nicht wie andere Körperzellen einmal einzustellen, sondern sie wachsen und teilen sich stetig weiter. Insofern sind sie aus dem normalen Zeitprogramm der Zellen ausgebrochen. Dies ist z. B. einer der Gründe, warum sich Krebszellkulturen im Gegensatz zu Gewebekulturen aus fertig differenzierten Normalzellen lange züchten lassen. Als Beispiel mögen die sogenannten Hela-Zellen aus einem weiblichen Tumor genannt sein, die über Jahre hinweg im Labor überleben, während das Leben der Spenderin längst beendet ist. Man kann quasi von einer Unsterblichkeit der Krebszellen sprechen, sie sind nicht dem spezifischen Zeitprogramm der Lebensdauer normaler Zellen, aus denen sie über mehrere Zwischenschritte hervorgingen, unterworfen. Das unbegrenzte Wachstum von Krebsgewebe ist mit einem Informationsverlust zwischen den Krebszellen verbunden, denn aus den Beobachtungen an Zellkulturen geht hervor, daß die Kontakthemmung des Wachstums, wie sie bei Normalzellen funktioniert, hier aufgehoben ist. Das bedeutet, daß die wechselseitige Zellteilungskontrolle, eine Form der Synchronisation, nicht mehr funktioniert. Ob hierbei die in den Krebszellmembranen fehlenden Gap Junctions, die in den Normalzellen den Austausch von Ionen und anderen Molekülen zwischen den Zellen ermöglichen, eine besondere Rolle spielen, ist noch offen.

Vielfach wurde schon diskutiert, ob der Tagesrhythmus der Zellteilung in Tumoren erhalten bleibt oder nicht. Die experimentellen Ergebnisse dazu fallen unterschiedlich aus. Bei Messungen der Zellkerngröße in einer frischen Kultur aus menschlichen Tumorzellen der Leber konnte ein Tagesrhythmus gefunden werden. Minimale Zellkerngrößen wurden in der späten Nacht und am frühen Morgen festgestellt. Tagsüber nahmen die Zellkernvolumina zu und erreichten gegen 18.00 Uhr das Maximum des Tages (RENSING et al. 1974).

Andererseits aber gibt es von den gleichen Autoren Beobachtungen an den schon genannten Hela-Zellen, die keinen Tagesrhythmus aufwiesen. Ähnliches hatte bereits 1943 BLUMENFELD an Hauttumoren von Mäusen festgestellt. Die Normalzellen der Haut dieser Mäuse teilen sich am häufigsten in der Mitte der Ruhezeit (also am Tag) und am seltensten während der nächtlichen Aktivitätszeit. Die Krebszellen zeigten ein durchgehend hohes Niveau der Zellteilungsrate. Für die Therapie von Krebserkrankungen hat die Kenntnis eventuell vorhandener Tagesrhythmen der jeweiligen Tumorzellen größte Bedeutung für eine effektive und den übrigen Körper schonende Vernichtung der entarteten Zellen. Eine weitere Eigenschaft der Krebszellen ist die Beweglichkeit im gesamten Organismus und ihre Fähigkeit, scheinbar unabhängig vom Zeit- und Funktionsprogramm des Organismus, in dem sie sich ansiedeln, eigenständig ihre hohe Vermehrungsrate aufrechtzuerhalten. Da die Krebszellen Veränderungen im Genom aufweisen und die Zeitordnungsstörungen ein herausragendes Merkmal dieser Zellen sind, können Forschungen an entarteten Zellen nicht nur dazu beitragen, bessere Bekämpfungsstrategien zu entwickeln, sondern es ergeben sich auch Möglichkeiten für die Aufdeckung der Art und Weise der genetischen Programmierung der Zeitstruktur von Lebewesen.

Parasiten im Zeitgefüge des Menschen

Eine besondere Position unter den Krankheiten des Menschen nehmen die durch Parasiten verursachten Beeinträchtigungen von Lebensabläufen ein. Nicht in jedem Fall führt Parasitenbefall zu offensichtlichen Erkrankungszeichen. Doch selbst durch den weitverbreiteten, insbesondere bei Kindern vorkommenden, anscheinend so harmlosen Madenwurm sind schon Todesfälle verursacht worden. Da ein Viertel aller uns bekannten Tiere als Parasiten leben, ist der mögliche Befall des Menschen durch etwa 100 Tierarten nur ein geringer Ausschnitt der im Tierreich vorhandenen Potenzen dieser besonderen Form des Zusammenlebens. Chronobiologisch ist der Parasitismus insbesondere deshalb interessant, weil hier die Zeitprogramme der Parasiten auf das Genaueste denen des Wirtes angepaßt sein müssen. Das beginnt bereits beim Finden des Wirtes, denn erfolgreicher Parasit sein kann ein Tier nur dann, wenn es an einem bestimmten Ort zu einer bestimmten Zeit den Wirt auch antrifft und sich selbst in dem Entwicklungszustand befindet, der das aktive Eindringen in den oder das passive Aufnehmen durch den Wirt ermöglicht. Das heißt, daß Synchronisation eine erste Voraussetzung für das Zustandekommen des Wirt-Parasit-Verhältnisses ist. Das Vorkommen bestimmter Parasiten in begrenzten Gebieten, z. T. bedingt durch die gegebenen Existenzmöglichkeiten eventueller Zwischenwirte, führt dazu, daß bestimmte Parasitosen nur in diesen Gebieten vorkommen. Parasiten verursachen artspezifische Krankheitserscheinungen beim befallenen Menschen. Eine wesentliche Rolle hierbei spielen der anfängliche Gesundheitszustand des Menschen, das oder die vom Parasiten befallenen Organe, der Lebens-, Vermehrungs- und Wanderrhythmus des Parasiten im Wirt u. a.

Die in Afrika gefürchtete Schlafkrankheit wird in ihrer akuten Form durch einzellige Parasiten *(Trypanosoma rhodesiense)* verursacht. Diese werden mit dem Stich von Fliegen in das Blut des Menschen übertragen. Zunächst entstehen Rötungen und Knötchenbildungen im Umfeld des Stichs. Nach mehreren Vermehrungszyklen der Parasiten beginnen Abwehrreaktionen,

Vergiftungserscheinungen nehmen dabei zu. Als Krankheitszeichen werden Fieberanfälle, Tobsucht, Schlaflosigkeit und Lymphknotenschwellung beobachtet. Kann die Vermehrung der Parasiten erfolgreich fortgesetzt werden, dringen diese in die Rückenmarks- und Gehirnventrikelflüssigkeit vor. Es folgen Gehirnhautentzündung und ein andauernder Dämmerzustand, dem der Tod folgt.

Noch verheerendere Auswirkungen gehen von den Malariaerregern aus, denn sie kommen in zahlreichen Ländern der Subtropen und Tropen vor, selbst bei uns sind sie ab und an nachweisbar. Vor 50 Jahren waren weltweit etwa 800 Millionen Menschen von Malaria betroffen, das waren damals ungefähr 40% der Menschheit. Mit dem Stich einer weiblichen Anophelesmücke gelangen die Sporozoiten der Malariaerreger in das menschliche Blut, wo sie zeitdeterminierte Entwicklungsstadien durchlaufen. Dabei werden Leberparenchymzellen und die roten Blutzellen (Erythrozyten) besonders betroffen. Bei Freisetzung der Merozoiten genannten Vermehrungsformen aus den zerstörten Erythrozyten kommt es durch Eiweißabbauprodukte zu sehr hohem Fieber, verbunden mit Schüttelfrost. Diese Fieberanfälle wiederholen sich synchron mit dem Zyklus der Merozoitenfreisetzung. Jeder der drei vorkommenden Malariaerreger hat ein anderes Zeitprogramm seiner Entwicklung, weshalb die Häufigkeit der Fieberanfälle des Menschen von der Parasitenart abhängig ist, von der er befallen wurde. So verursacht *Plasmodium malariae* jeden vierten Tag einen Fieberanfall, *Plasmodium vivax* jeden dritten Tag und *Plasmodium falciparum*, die gefährlichste Form, unregelmäßige, aber häufige und zum Teil anhaltende Anfälle. Die Folgen der Erkrankung sind Blutarmut, Abmagerung, Körperschwäche, Sekundärinfektionen, Nierenschäden, Hirnschäden durch Kapillarverstopfung, in schweren Erkrankungsfällen der Tod. Bekämpfung der Parasitenüberträger, der Anophelesmücken, durch Insektizide und Trockenlegen von Sümpfen, den Brutstätten der Mücken, sowie die Anwendung von Medikamenten beim Menschen haben in den vergangenen Jahrzehnten einen merklichen Rückgang dieser schrecklichen Massenkrankheit herbeigeführt. Trotzdem sind hier noch große Anstrengungen vonnöten, denn der gegenwärtige Stand kann keinesfalls befriedigen.

Altern und Krankheit

Die altersbedingten unvermeidlichen morphologischen und physiologischen Organveränderungen unter Einschluß der Chromosomenaberrationen erhöhen das Risiko für die Auslösung von Krankheiten und lassen die Wahrscheinlichkeit ansteigen, daß eine oder mehrere Krankheiten den Tod herbeiführen.

Sogenannte Multimorbidität wird im höheren Alter eine typische Erscheinung. Dies bedeutet dann auch häufig Mehrfacheinnahmen verschiedener Medikamente, deren eventuelle Wechselwirkungen bzw. konträre Effekte zu zusätzlichen Belastungen führen können. Außerdem verändern sich die Wirkbedingungen von Medikamenten im Organismus. So resultiert aus der Abnahme des medikamentenbindenden Albumins als wichtigem Eiweiß im Blut (PLATT 1986) ein erhöhter freier Pharmaanteil, der für die Bindung an Rezeptoren zur Verfügung steht. Da zugleich durch die sinkende Konzentrationsfähigkeit der Nieren die Ausscheidung verlangsamt ist, kann es zur Anreicherung von Pharmaka und dadurch verstärkten Nebenwirkungen kommen. Die Krankheiten, unter denen der alte Mensch leidet, können einerseits aus einer Verschärfung bereits langjährig vorhandener Krankheiten resultieren, wie z. B. Bronchialasthma, andererseits gibt es alterstypische Krankheiten wie Arteriosklerose, Prostataadenom, Gelenkdegenerationen. Und schließlich kommen Erkrankungen hinzu, die in mehreren Lebensabschnitten üblich sind (u. a. Grippe), wobei aber erheblich höhere Todesraten als im Leistungsalter feststellbar sind. Herz-

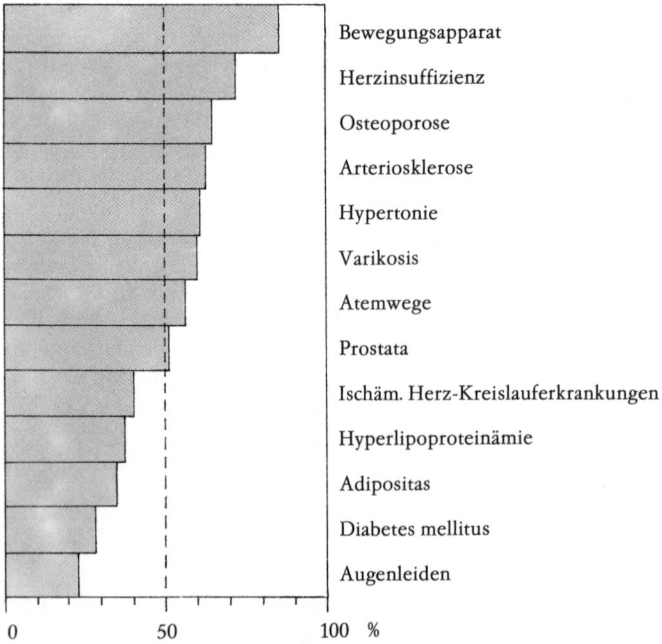

Abb. 32 Prozentuale Häufung von Krankheitsgruppen mit mehr als 20% Häufigkeit bei Altersrentnern im Feierabendheim. (nach Zeissig u. Zeissig 1981)

Kreislauf-Erkrankungen und Krebserkrankungen bilden vorrangige Todesursachen und können als charakteristisch für den letzten Lebensabschnitt gelten.

Daß im Alter Zeitordnungsstörungen zunehmen, ist einerseits an der Häufung von Krankheiten zu erkennen, die ja z. T. selbst als Zeitordnungsstörungen anzusehen sind bzw. zu solchen führen, zum anderen ist die Verschlechterung der Synchronisation der Regelkreise im Organismus auch am Auftreten von Störungen des 24-Stunden-Rhythmus von Wachen und Schlafen und der Aktivität nachprüfbar.

Einfluß auf Gesundheit und Wohlbefinden im Alter haben in starkem Maße soziale Faktoren. Mit der Ausgliederung aus dem Arbeitsprozeß, der einen stark rhythmisierenden Einfluß ausübte, tritt eine besondere Belastungssituation ein, und das nicht nur wegen der Wegnahme von Verantwortung, Forderung und gesellschaftlicher Anerkennung, sondern auch wegen des Wegfalls sozialer Zeitgeber. Zeitgeberwegfall fördert Desynchronisation der Funktionen des Organismus und damit Krankheitsanfälligkeit. Desynchronisation führt zur Leistungsminderung infolge der gestörten Ökonomie der Wechselwirkung der Regelkreise. Erhaltung von Gesundheit und angemessener Leistungsfähigkeit kann nur über ständigen Kontakt mit der sozialen Umwelt gefördert werden. Persönliche Kontakte werden beim alten Menschen zu einer Hauptanforderung an seine Umwelt. Bei solchen Überlegungen ist auch davon auszugehen, daß die Gleichsetzung von Alter mit Krankheit einer Kritik bedarf, denn 2/3 der über 60jährigen sind hinreichend gesund bei Berücksichtigung der biologisch unvermeidlichen Einschränkungen. Bereits im Altertum war der Wert von körperlicher und geistiger Bewegung für die langdauernde Erhaltung von Gesundheit und geistiger Leistungsfähigkeit bekannt, das erfordert praktische Bemühungen des aktiveren Teil der Gesellschaft zur Schaffung entsprechender Voraussetzungen und ein Umdenken. Nicht Entlastung soll Ziel für das Leben im Rentenalter sein, sondern sinnvolle Belastung, Forderung und Verantwortung, denn schließlich wird in der Regel nach Ausscheiden aus dem Arbeitsprozeß noch etwa ein Viertel des gesamten Lebens gelebt, und gesellschaftlich konkret erlebbare Anerkennung ist eine der wesentlichen Wertvorstellungen des Menschen.

Umwelt und Krankheit

Rhythmen der nichtlebenden Umwelt nehmen Einfluß auf Lebensprozesse, indem sie als Zeitgeber oder im Sinne einer Dämpfung bzw. Anregung wirken. Gebührende Beachtung sollte den geophysikalischen und kosmischen Faktoren für die

Einschätzung von Erkrankungen, der Schwere ihres Verlaufs, des Auftretens von Krisen oder gar der Häufung von plötzlichen Todesfällen gewidmet werden. Da sind zum einen Einflüsse des aktuellen Witterungsverlaufes zu nennen wie Luftdruckveränderungen, insbesondere deren Geschwindigkeit, Temperaturveränderungen, Feuchte, Erdmagnetfeld, zum anderen aber auch Einflüsse aus dem Bereich anderer Himmelskörper, insbesondere der Sonne.

Jahreszeiten beeinflussen Krankheiten

Für eine Reihe von Krankheiten sind Tagesrhythmen bekannt, einige beschrieben wir im vorangegangenen Abschnitt. Eine teilweise noch auffälligere Erscheinung sind die jahreszeitlich erheblichen Schwankungen des Auftretens von bestimmten Erkrankungen. Dies betrifft nicht nur Infektionen wie z. B. die Grippe, sondern auch die Häufung von Fällen schwerer Herz-Kreislauf-Erkrankungen oder Magen-Darm-Geschwüre. Für die saisonalen Veränderungen der Erkrankungsziffern kommen sowohl annuale Rhythmen des Menschen, des jeweiligen Krankheitserregers als auch des Überträgers (z.B. der Zecken als Überträger des Encephalitisvirus) in Frage.

Da der konkrete Wetterablauf mitentscheidend ist, sind Jahreszeit und Witterung als Einheit zu sehen. Treten nun in dem Witterungsablauf der jeweiligen Jahreszeit erhebliche Abweichungen zum Normalverlauf auf, lassen sich starke Beeinflussungen des Menschen nachweisen. Daß Jahresrhythmen von Erkrankungen nicht an äquatorferne Gebiete gebunden sind, ist an ihrem jahresrhythmischen Auftreten auch in tropischen Ländern zu erkennen. Sollen Wege zur Einflußnahme auf die rhythmischen Gefährdungsgipfel erschlossen werden, müssen die entscheidenden Kettenglieder im Ursachengefüge dieser Jahresrhythmen gefunden werden.

So galt bislang die Erfahrung, daß sich Herz-Kreislauf-Erkrankungen besonders im Winter verschlechtern und zu dieser Zeit auch die höchste Mortalität vorliegt. In den letzten Jahren trat jedoch in den hochentwickelten Ländern, wo diese Krankheiten, wie bereits erwähnt, eine dominierende Rolle spielen, der winterliche Gipfel etwas zurück, was mit den mikroklimatisch günstigeren Wohnbedingungen in Zusammenhang gebracht wird (Abel et al. 1980). Einflüsse der Lebensbedingungen (z.B. Ernährung) spielen weiterhin eine Rolle beim Zustandekommen des sommerlichen Gipfels von Darminfektionen.

Trotz dieser Umstände, die einen eventuell vorhandenen endogenen Jahresrhythmus nicht eindeutig vermuten lassen, gibt es eine Reihe von Erkrankungen, die mit großer Regelmäßigkeit und über viele Jahre so auftreten, daß eine biologische Verankerung angenommen werden kann. Witterungseinflüsse machen sich in von Jahr zu Jahr etwas unterschiedlichen Anstiegen, zeitlichen Ausdehnungen oder der Geschwindigkeit des Abklingens der Erkrankungen einer Population bemerkbar. Im Jahresrhythmus von Infektionserkrankungen kommen einmal die verschiedene Virulenz der Erreger, zum anderen aber auch – und hierüber ist weit weniger bekannt – die subjektive Abwehrbereitschaft des Menschen zum Ausdruck.

Einige Krankheiten befallen die beiden Geschlechter unterschiedlich. So werden z. B. weibliche Individuen viel häufiger von Röteln oder Scharlach befallen, männliche dagegen häufiger von Ruhr, Windpocken und Mumps. Die Scharlachfälle erreichen in den Monaten Oktober bis Dezember die höchsten Fallzahlen. Einen auffallenden Jahresgang zeigen die Infektionen an Röteln, deren Gipfel in den Frühlingsmonaten auftritt (siehe auch Abbildung 33). Bis zur Einführung der Schluckimpfung gegen Kinderlähmung (Poliomyelitis) kam es bei dieser Erkrankung zu einem hervorstechenden Spätsommermaximum, während es in den ersten Monaten des Jahres nur sehr wenige Fälle gab.

Die Jahresverläufe von Grippeerkrankungen spielen eine führende Rolle in der Statistik der Arbeitsausfälle. Die zeitweise erheblichen Zahlen Grippeerkrankter erreichen das Maximum in der Regel im Januar–Februar. Dabei ist bekannt, daß diese Epidemien sich mit großer Geschwindigkeit ausbreiten und für das einzelne Jahr die jeweilige Spitze auf einen sehr engen Zeitraum zusammengedrängt sein kann. Für einige Infektionskrankheiten, z. B. Röteln, Masern, Mumps und Windpocken, findet im Sommer ein synchroner Abfall der Häufigkeit statt, obwohl allen diesen verschiedenen Krankheiten jeweils ganz unterschiedliche Erreger zugrundeliegen.

Eine jahreszeitlich wechselnde Abwehrbereitschaft des Menschen könnte hierfür von Bedeutung sein. Daß Änderungen der Empfindlichkeit des Körpers nicht nur gegen Bakterien und Viren im Jahreslauf in Erwägung gezogen werden müssen, zeigt sich bei solchen Erkrankungen wie akuten Formen des grünen Stars (Glaukom), die vorzugsweise zwischen November und Februar auftreten, oder bei der Basedowschen Krankheit, die zwischen März und Mai intensiv zur Entfaltung kommt. Ganz anders wiederum ist der Sommergipfel der Virusencephalitis bedingt. Da die gefährlichen Viren von Zecken auf den Menschen übertragen werden, konzentrieren sich die Erkrankungsfälle auf die Sommermonate. Als Zeichen der Synchronisation kann zumindest teilweise die zu dieser Zeit nachweisbare hohe Virulenz der Encephalitisviren gewertet werden. Im Zusammenhang mit der saisonalen Verteilung von Krankheiten gibt es auch entsprechende Mortalitätskurven. Die Sterblichkeit durch

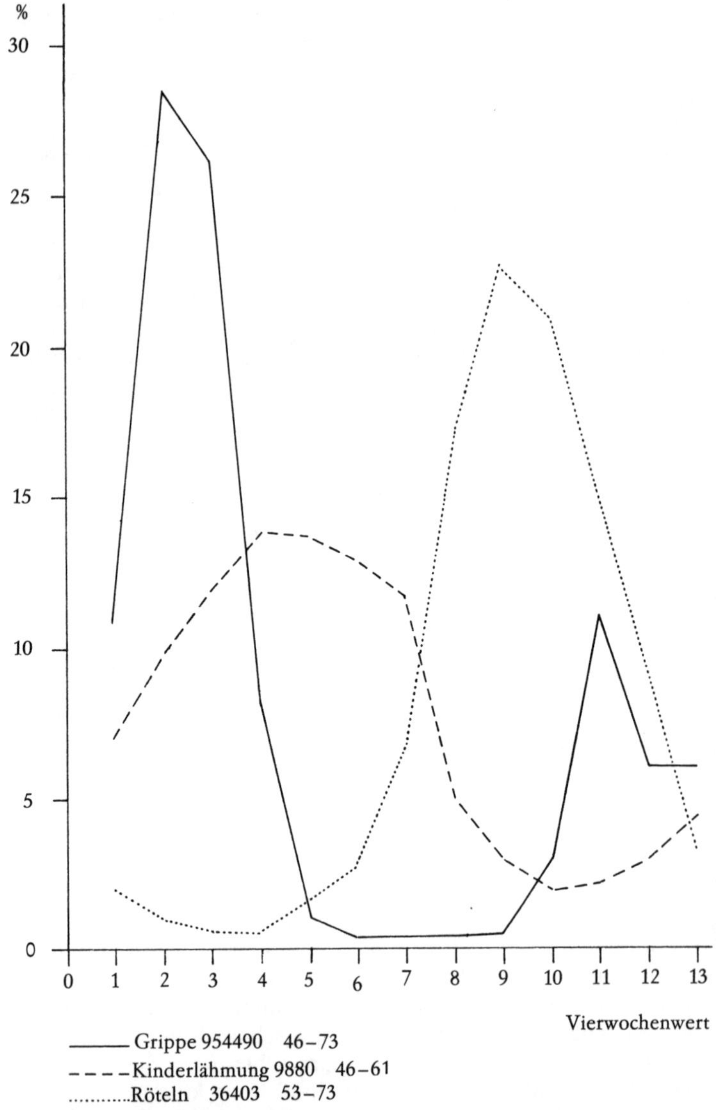

Abb. 33 Jahresrhythmus der %-Verteilung von drei Infektionserkrankungen: Grippe, Röteln, Kinderlähmung in der Schweiz. Zahlenangaben: absolute Fallzahlen und Jahre der Auswertung. (verändert nach Abel et al. 1980)

Infektionen der Respirationswege wie Grippe und Lungenentzündung ist maximal zu Beginn des Jahres, minimal in der Mitte des Jahres. Die Amplitude ist sehr groß. Ähnlich verhält es sich bei den Todesfällen durch Herz-Kreislauf-Erkrankungen, allerdings sind hier die zahlenmäßigen Unterschiede zwischen den Jahreszeiten nicht so stark.

Die Wirkung des Wetters auf Krankheiten des Menschen

Daß aktuelle Wettersituationen viele Menschen in ihrer Stimmungslage beeinflussen, daß sie physiologische und damit chronobiologische Gegebenheiten verändern, schließt die Wahrscheinlichkeit der Auswirkung von Wetterabläufen auf Krankheiten ein. Seit einigen Jahrzehnten kann ein Zusammenhang zwischen bestimmten Krankheiten und Wettersituationen als relativ gut gesichert gelten. Zu diesen Krankheiten gehören Herz- und Kreislaufstörungen, Hirnschlag, Herzinfarkt, Angina pectoris, akuter Herztod, Gallen- oder Nierensteinbeschwerden, Anfälle der Gallen- und Harnwege, akutes Glaukom (aus Reiter 1960). Eine große Rolle spielen hierfür labile Wettersituationen, insbesondere in Verbindung mit der Verstärkung der elektromagnetischen Infralangwellenaktivität in der Atmosphäre, wie dies bei Gewittern der Fall ist. Für den Herzinfarkt gab Beleke (1958) an, daß 85% der Fälle während des Heranziehens von Tiefdruckgebieten eintreten (Vorderseiten von Tiefs). Dies vollzieht sich z. B. im Sommer bei Einbruch kühler maritimer Luftmassen in unseren Raum. Beim Heranziehen von Kaltfronten soll es nach Franke (1932) zur Erhöhung des Blutdrucks bei Bluthochdruckkranken kommen, andererseits wurde ein Blutdruckabfall bei Heranziehen von Warmluftfronten gefunden. Bei Gesunden nimmt die Labilität des Blutdruckes zu. In die Phasen rascher Wetterumschläge fällt auch eine Häufung der plötzlichen Herztodfälle (Faust 1976). Atmosphärische Abkühlung oder große Hitze, Kaltfronten u. a. wirken verschlechternd auf Bronchialasthma. Kommen dazu hohe Luftfeuchtigkeit und Anreicherung der Luft mit Allergenaerosolen, verstärken sich die Krankheitszeichen.

Ein Phänomen, das sehr stark wetterabhängig auftritt, sind Narbenschmerzen und die Phantomschmerzen nach Amputationen. Phantomschmerzen bedeuten, daß der Amputierte in dem nicht mehr vorhandenen Extremitätenteil Schmerzen verspürt, die unter Umständen zu einem hohen Schmerzmittelverbrauch führen. Die stärksten Phantomschmerzen werden bei fallendem und sehr niedrigem Luftdruck, bei erhöhtem Niederschlag, bei Abkühlung und Druckabfall in der Troposphäre gemessen (Höflich 1966). Die Störungen durch hohe Aktivität der

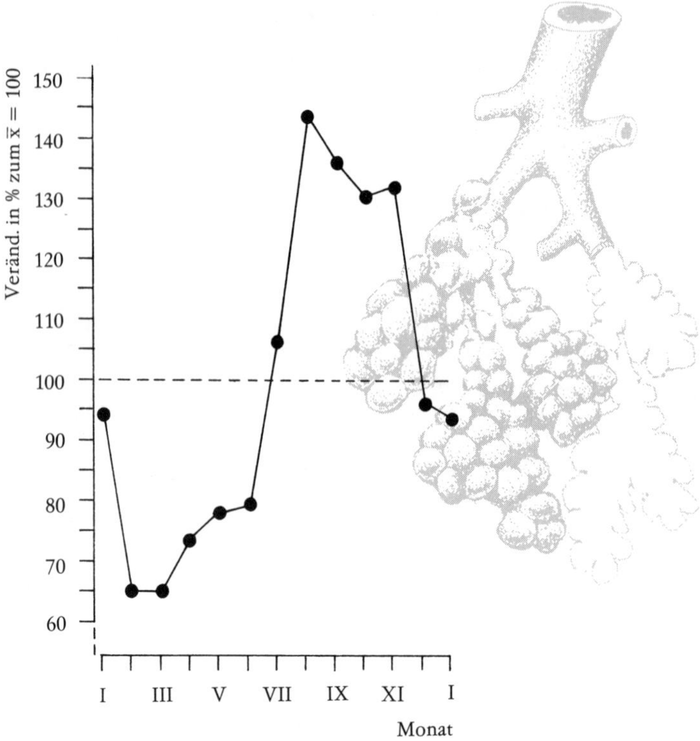

Abb. 34 Jahreszeitliche Verteilung der Asthmaerkrankungen in den Niederlanden, 11-Jahres-Analyse. (nach Reinberg u. Smolensky 1983)

elektromagnetischen Infralangwellen (Langwellen haben Wellenlängen zwischen 1 und 10 km) spielen dabei eine wichtige Rolle. Wetterumschläge können Migräne und rheumatische Schmerzen verstärken. Die Bedeutung labiler Wettersituationen (labile Schichtung) für biologische Prozesse wird auch an dem Einfluß auf den Todeseintritt deutlich. Höchste Sterbeziffern treten zum Zeitpunkt des intensivsten Wetterumschlages, der auch mit den Höchstwerten der elektromagnetischen Längstwellen übereinstimmt, auf.

Sonnenaktivität

Vielfältige Wirkungen gehen von der Sonne auf das Leben aus. Auch das Krankheitsgeschehen bleibt nicht unberührt davon. Beginnen wollen wir mit einer aufsehenerregenden Erscheinung, die in den 30er Jahren von sowjetischen Ärzten im Fernen Osten Sibiriens erstmals systematisch erforscht wurde. Alljähr-

Abb. 35 Magnetstürme (I/Mittel aus 60) und mittlere Zahl von Todesfällen (II) an Nerven- und Herz-Kreislauf-Erkrankungen anhand von 4899 Todesfällen in Kopenhagen und Frankfurt/Main. (aus Presman 1968)

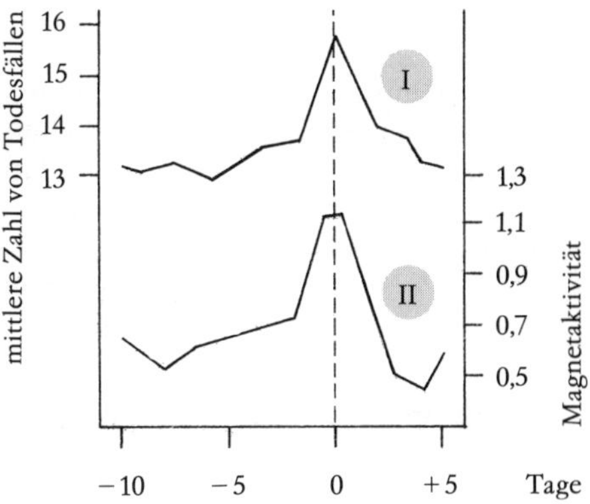

lich traten hier im Gefolge der Zeckenvermehrung im Frühling und Sommer die Hirnhautentzündungen beim Menschen, verursacht durch die Zeckenencephalitisviren, in Erscheinung. Nun zeigte sich jedoch nicht nur dieser Jahresrhythmus, sondern etwa aller 11 Jahre traten Wellen größerer Epidemien auf. Dies stimmte überein mit einem stark erhöhten Virusbefall der krankheitsübertragenden Zecken (SIGEL 1975).

Beim Vergleich dieses 11jährigen Rhythmus der Encephalitisepidemien zwischen 1935 und 1960 ergab sich eine deutliche Beziehung zur Intensitität der Sonnenaktivität. In die Anstiegsphasen der Sonnenaktivität fallen die Maxima der Encephalitiserkrankungen.

Aus der Geschichte gefürchteter Krankheiten, wie Pest und Cholera, gibt es mehrfache Berichte über die Synchronität dieser Epidemien mit hoher Sonnenaktivität, die sich jeweils auch in extremen Wettersituationen auf der Erde widerspiegelt. So soll in Hamburg im Jahre 1892 ein Choleraausbruch (etwa 1000 Neuerkrankungen je Tag) mit einer starken Erhöhung der Sonnenaktivität zusammengefallen sein, eine Tatsache, die sich entsprechend auch für andere Jahre bestätigte. Die Grippeepidemien haben ebenfalls eine Beziehung zur Sonnenaktivität. Als Beispiele seien die schweren Epidemien der Jahre 1957 oder 1968 genannt. Sie breiteten sich weltweit aus. Der Heliobiologe TSCHISHEWSKI (SIGEL 1975) spricht davon, daß die Aktivität der Sonne nicht das Zustandekommen der Epidemien verursacht, sondern Einsetzen, Ausbreitungsgeschwindigkeit und Schwere des Verlaufs beeinflußt. So wie Zusammenhänge zwischen aktuellen Wetterlagen und Herz-Kreislauf-Erkrankungen bekannt sind, ergeben sich auch relativ gut nachweisbare Beziehungen zur Sonnenaktivität. Hohe Sonnenaktivität bewirkt starke Luftdruckschwankungen in der Atmosphäre. In der Phase starker Veränderungen der Sonnenaktivität treten vermehrt akute Fälle von Herzinfarkt und Hirnschlag auf. Ähnliche Befunde gibt es über Nervenschmerzen, Migräne.

Die Beziehung zwischen Sonnenaktivität, Wetterlage und daraus resultierendem Krankheitsgeschehen ist ein Faktor, der Aufmerksamkeit verdient, insbesondere dann, wenn es Risikosituationen kranker Menschen zu bewältigen gibt. An welchen Strukturen des Organismus die Angriffspunkte der solaren Ereignisse zu suchen sind, ist noch unbekannt.

Pharmakologie und ihr Zeitaspekt

Vor fast 20 Jahren formulierte ANKERMANN (1972) die Forderung an die Experimentelle Pharmakologie, »Voraussetzungen und Grundlagen für eine entwicklungs- und altersgerechte, wissenschaftlich begründete Arzneimitteltherapie zu erarbeiten.« Er stützte sich bei dieser Feststellung auf damals schon vorliegende Erfahrungen über altersabhängige Änderungen der Empfindlichkeit gegenüber Arzneimitteln, gegenüber Giften, die jedoch bisher viel zu wenig untersucht sind.

Wie im Verlauf der Ontogenese sind auch während eines 24-Stunden-Tages deutliche Unterschiede in der Wirkung von Pharmaka und Noxen feststellbar. Diese Erscheinung sollte noch weitaus stärkere Beachtung finden als bisher, denn durch eine zeitgerechte Anwendung von Medikamenten kann die Therapie von Erkrankungen erheblich verbessert werden. Durch Reduktion der Dosismengen lassen sich die Nebenwirkungen verringern, und außerdem sinken die Behandlungskosten.

In der allgemeinen medizinischen Praxis werden allerdings nach wie vor häufig die üblichen Formeln, wie »3× täglich« benutzt, obwohl der Arzt JORES bereits vor mehr als 50 Jahren diese Verfahrensweise anhand von Versuchsergebnissen in Frage stellte. Eine der Ursachen dafür ist darin zu sehen, daß zwar zahlreiche chronobiologische Tierexperimente vorliegen, daß sie aber noch nicht über klinische Tests zur breiten Anwendung am Menschen geführt haben. Eine gewisse Unkenntnis bzw. Unterschätzung des Ausmaßes der zeitabhängigen Wirkunterschiede verzögert die Anwendung dieser Erkenntnisse in der klinischen Praxis.

Embryonalentwicklung und Pharmaka

Zu einem brennend aktuellen Thema wurde der Zusammenhang zwischen Einnahme von Medikamenten und Embryonalentwicklung vor etwa 20 Jahren. Bedingt war dies durch die katastrophalen Folgen der Nutzung des Beruhigungsmittels (Sedativums) Contergan durch schwangere Frauen in einigen westeuropäischen Ländern. Unter dem Eindruck der Werbung für dieses barbituratfreie Tagesberuhigungsmittel gab es einen Massenverbrauch und ein nachfolgend gehäuftes Auftreten schwerer Mißbildungen bei den Neugeborenenen. Nach Bekanntwerden des Zusammenhangs zwischen Einnahme des Contergans und den Mißbildungen kam es zu einer internationalen Protestaktion. Sie führte nicht nur zum Verbot der Anwendung dieses Mittels, sondern auch dazu, daß alle neuen Präparate vor der Einführung in die Therapie in Langzeitversuchen auf ihre teratogene (Mißbildungen hervorrufende) und embryotoxische Wirkung im Tierexperiment geprüft werden müssen. Durch diese Ereignisse rückte der prä- und perinatale Lebensabschnitt zunehmend ins Blickfeld der Forschung. Es konnte festgestellt werden, daß zahlreiche Wirkstoffe die Plazenta passieren und somit auf das heranwachsende Leben einwirken. Die Leber des Fetus ist noch nicht in der Lage, Pharmaka umzuwandeln und abzubauen, desgleichen kann auch die Niere noch nicht ihre Ausscheidungsfunktion für Fremdstoffe wahrnehmen. Diese Aufgabe erfüllt im vorgeburtlichen Abschnitt der Ontogenese die Plazenta, aber eben nur bis zu bestimmten Molekülgrößen dieser Stoffe. Ein weiterer Risikofaktor für die evtl. mögliche Beeinflussung des wachsenden Kindes ist die ihm noch fehlende Blut-Liquor-Schranke, so daß Fremdstoffe die Hirnzellen erreichen können. Aber nicht nur diese Transportbesonderheiten sind festzustellen, auch die Empfindlichkeit des Organismus verändert sich auffallend in Abhängigkeit vom Zeitpunkt der Ontogenese. So nimmt die Toxizität von Substanzen, die auf das Nerv-Muskelsystem wirken, postnatal entscheidend zu. Die Auslösung von Muskelkrämpfen durch Pentatetrazol geschieht bei Mäusen am 10. Lebenstag mit einer 4fach geringeren Dosis als am 1. Lebenstag.

Unter diesem Aspekt sind auch die teratogenen Wirkungen verschiedener Stoffe zu sehen. Einwirkung zu bestimmten Zeitpunkten der Ontogenese ruft jeweils voraussagbare Schädigungen hervor, je nachdem, welches Organsystem sich zum Zeitpunkt der Einwirkung eines schädigenden Mittels gerade in einer sogenannten sensiblen Phase gegenüber dem Belastungsfaktor befindet. Sensible Phasen liegen in der Keimlingsentwicklung des Menschen bereits zu einem sehr frühen Zeitpunkt, weshalb die Ausbildung der Organe in den ersten Monaten der Schwangerschaft besonders gefährdet ist. So weiß man z. B., daß die bei Kindern in der Regel harmlosen Röteln, wenn sie bei der Frau in den ersten Schwangerschaftsmonaten auftreten, schwere Herzschäden beim Keimling hervorrufen können.

Das läßt nun jedoch nicht den Schluß zu, daß Noxenwirkungen in der fortgeschrittenen Schwangerschaft keine schädigenden Folgen haben. Häufig sind solche Einflüsse erst wesentlich

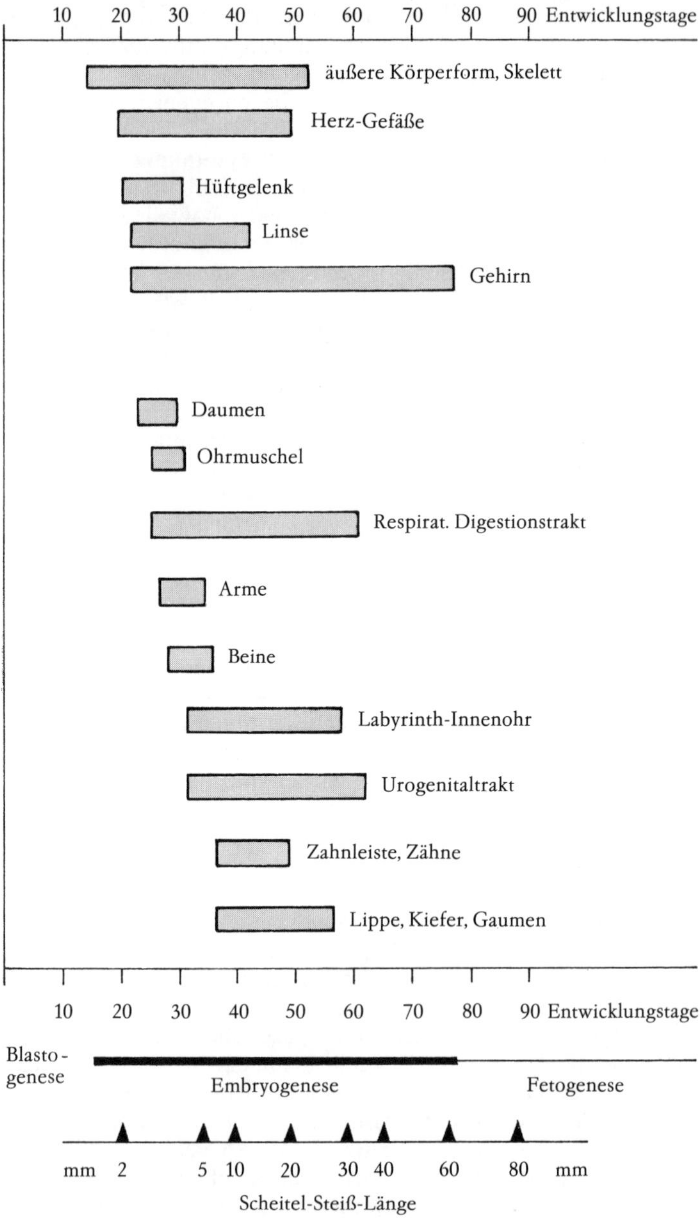

Abb. 36 Sensible Phasen für die Auslösung von Mißbildungen beim menschlichen Keimling. Starke schwarze Linie: Hauptzeit. (nach Goerttler 1987)

später erkennbar. Man hat an trächtige Mäuse in den letzten beiden Graviditätstagen N-Hydroxyurethan verabreicht. Die danach geborenen Mäuse waren zunächst normal. Jedoch nach etwa 6 Monaten stellte man fest, daß ein hoher Prozentsatz der Tiere unter Lungenadenomen litt. Wie genau dabei die Zeitpunktdetermination ist, wurde daran deutlich, daß bei Gabe dieser krebsfördernden Substanz am vorletzten Tag der Tragzeit 57% der Jungen dieses Adenom bekamen, bei Gabe des Mittels 24 Stunden vor der Geburt waren dann 31% betroffen. An erwachsenen Mäusen führt erst mehrwöchige Applikation des N-Hydroxyurethans zur Adenombildung. (ELIS in ANKERMANN 1972)

Sedativa und Narkotika

Wenn bei einer Zahnbehandlung eine Betäubung im Kieferbereich vorgenommen werden muß, dann spielt für den Effekt dieser Maßnahme die Tageszeit eine wichtige Rolle. Wird sie morgens durchgeführt, dann hält die Lokalanästhesie nur etwa 12 Minuten an, am Nachmittag jedoch 30 Minuten. (LEMMER 1984)

Auch das stark schmerzstillend wirkende Morphin kann am effektivsten während der Aktivitätszeit eingesetzt werden. Für die Versuchstiere Ratte und Maus ist das in der Nacht (bzw. Dunkelzeit bei künstlichem Belichtungsregime), für den Menschen am Tage. Dies hängt mit dem Tagesrhythmus der im Körper gebildeten sogenannten Endorphine und Enkephaline und ihrer Einwirkung auf Opiatrezeptoren im Gehirn zusammen. Die höchste Konzentration der Endorphine findet man während der Aktivitätszeit des Menschen. Die Endorphine führen bei Kontakt mit den erwähnten Opiatrezeptoren zur Schmerzlinderung. Das Morphin fungiert wie die vom Körper gebildeten Endorphine, worauf seine schmerzstillende Wirkung beruht.

Experimentelle Prüfung der Schmerzempfindlichkeit ergab beim Menschen (an den Schneidezähnen mit Kaltreizen getestet) die höchste Empfindlichkeit für die Stunden nach Mitternacht, die geringste am Nachmittag.

Auch Narkotika bringen, zu verschiedener Zeit angewendet, sehr unterschiedliche Effekte hervor. Erstens ist die Narkosedauer vom Zeitpunkt der Stoffgabe abhängig, und zweitens führen gleiche Dosierungen u. U. zum Tode, wenn sie in besonders empfindlichen Phasen des Tages gegeben werden. So wirken Barbiturate (z.B. Hexobarbital) während der Ruhezeit am stärksten, während der Aktivitätszeit am schwächsten. Es besteht ein eindeutiger Zusammenhang mit dem Aktivitätsrhythmus des Enzyms in der Leber, das dem Abbau von Hexobarbital dient. An Ratten konnte gezeigt werden, daß diese Hexobarbitaloxi-

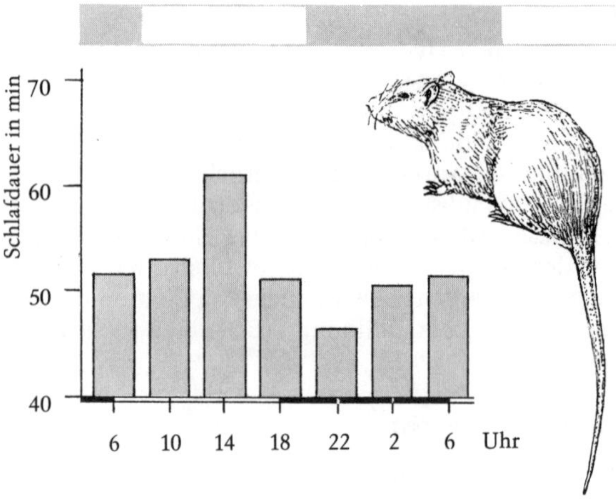

Abb. 37 Tagesrhythmische Veränderung der Narkosedauer bei männlichen Ratten (70–80 Tage alt). Als Narkotikum dienten 150 mg/kg Hexobarbital-Natrium

dase während der Ruhezeit der Tiere nur in geringer Menge produziert wird. Die Folge ist eine langanhaltende Narkose. Während der Aktivitätszeit der Tiere erreicht die Enzymproduktion ihr Maximum, die Schlafdauer in Narkose ist minimal. Die Wirksamkeit eines Narkotikums ist natürlich nicht nur auf die Geschwindigkeit seiner Metabolisierung zurückzuführen (seine Umwandlung), sondern hierfür spielt auch die rhythmisch sich ändernde Empfindlichkeit des Nervensystems eine Rolle. Es gibt indirekte Hinweise auf einen Tagesrhythmus der Produktion von Hexobarbitaloxidase: Die Halbwertzeiten (Abbau von 50% der Gesamtmenge) des Aminophenazons, eines entzündungshemmenden, fiebersenkenden Präparats, sind am Vormittag wesentlich kürzer als am Abend zu Beginn der Ruhezeit.

Neben den Rhythmen der Enzymaktivität, der Empfindlichkeit von Rezeptoren u. a. sind auch die der Organdurchblutung, der Resorbierbarkeit des Mittels, der Exkretion von Bedeutung für die zeitabhängigen Wirkunterschiede. So verläuft der Stoffübertritt aus dem Darm in das Blut tagesrhythmisch unterschiedlich schnell. Hinweise darauf hat man aus den großen Geschwindigkeitsdifferenzen, mit denen Vitamin K_1 im Dünndarm der Ratte resorbiert wird, gewonnen. Ähnliches wurde für das Calcium festgestellt.

Die Ausscheidung von Arzneimitteln und Noxen bzw. ihrer Stoffwechselprodukte wird wesentlich beeinflußt durch den Rhythmus der glomerulären Filtrationsrate, also die Geschwindigkeit, mit der der jeweilige Stoff aus dem Blut abgegeben wird und im Harn erscheint. In der Regel ist diese Rate beim Menschen am Tage bis zu viermal höher als in der Nacht. Dies läuft annähernd parallel zu den Veränderungen der Durchflußmengen des Blutes durch die Nieren.

Behandlung rheumatischer Erkrankungen

Die Anwendung von Pharmaka hat dann die größte Aussicht auf Erfolg, wenn sie zum Zeitpunkt der stärksten Wirksamkeit und der geringsten Nebenwirkungen eingesetzt werden.

Dieser Gesichtspunkt spielt dann eine besonders wichtige Rolle, wenn langdauernde Zufuhr der Stoffe zum Organismus nötig ist, wie z. B. bei Herz-Kreislauf- oder rheumatischen Erkrankungen. Chronischer entzündlicher Rheumatismus wird u. a. mit Indomethazin behandelt. Dieses Medikament bringt Risiken für verschiedene andere Organsysteme wie Herz, Nieren, Magen, Leber mit sich. Auf Grund dieser Eigenschaften wird es in mehreren kleinen Mengen (z. B. 25 mg) über den Tag verteilt gegeben. Nun wurde aber festgestellt, daß eine Dosis von 100 mg, zum richtigen Zeitpunkt gegeben, vom Organismus in der Regel besser vertragen wird. Dieser Zeitpunkt liegt für das genannte Antirheumatikum am Abend (DELBARRE in REINBERG u. HALBERG 1979). Zu dieser Zeit verteilt sich das Indomethazin besser als zu anderen Tageszeiten im Blut, hat eine verlängerte Wirksamkeit, verbunden mit einer höheren Toleranz des Organismus. An Ratten konnte experimentell bewiesen werden, daß Gelenkentzündungen mit wesentlich geringeren Dosen effektiv eingedämmt werden, wenn diese zu Beginn der Ruhezeit in einer Menge von 1 mg/kg Körpermasse gegeben werden. Zu Beginn der Aktivitätszeit müssen dagegen 9 mg/kg verabreicht werden, um überhaupt eine therapeutische Wirkung zu erreichen.

Des weiteren werden zur Rheumabehandlung Nebennierenrindenhormone, die Corticoide, eingesetzt. Eines davon ist das Präparat Prednisolon. Die Zufuhr dieser Hormone beeinflußt den in den Nebennieren vorliegenden Tagesrhythmus der Hormonproduktion sehr stark, kann ihn unter Umständen sogar zum Erliegen bringen. Langdauernde Corticoidzufuhr kann zur Hemmung des ACTH, des Adenocorticotropen Hormons der Hypophyse führen, das für die Aktivierung der Hormonproduktion der Nebennierenrinde verantwortlich ist. Diese Hemmung des ACTH bewirkt eine Reduktion bzw. ein Aufhören der Produktion der Corticoide. Das hat unter Umständen eine akute Nebenniereninsuffizenz zur Folge. Diesen schwerwiegenden Schädigungen normaler Rhythmen kann begegnet werden, indem die notwendige Corticoidzufuhr in einem Zeitregime erfolgt, das dem des Organismus, speziell der Nebenniere, entspricht. Diese hat am Morgen maximale Aktivität. Dementsprechend kann mit einer einmaligen Gabe von Prednisolon am Morgen (10 mg) der normale Rhythmus der Nebennierenaktivität erhalten werden. Kommt diese Dosis in vier Teilmengen zu 2,5 mg über den 24-Stunden-Tag verteilt zur Anwendung, stellt sich eine 50%ige Reduktion der endogen gebildeten Corticoidmengen ein. Das Präparat Dexamethason kann 8.00 oder 16.00 Uhr gegeben werden, ohne die Nebennierenrindenaktivität zu beeinträchtigen, jedoch unterdrückt das Pharmakon die Aktivität für 24 Stunden, wenn es gegen Mitternacht aufgenommen wurde.

Die Kenntnis der Hormonrhythmen von Nebenniere und Hypophyse ist unerläßlich für die Behandlung schwerer Hormonbildungsstörungen, wie der Addison'schen Krankheit. Hier ist es sinnvoll, täglich eine große Dosis Hydrocortison von 20 bis 30 mg um 7.00 Uhr und eine kleinere von 5 bis 10 mg um 22.00 Uhr anzuwenden.

Therapie von Herz-Kreislauf-Erkrankungen

Eine Gruppe von Erkrankungen, die ebenfalls jahrelange Einnahmen von Medikamenten erforderlich machen kann, sind die Herz-Kreislauf-Erkrankungen. Hypertonie (Bluthochdruck), ischämische Herzkrankheiten (Durchblutungsstörungen), Herzrhythmusstörungen bedürfen unbedingt der medikamentösen Behandlung. Eine große Rolle spielen dabei die β-Rezeptorenblocker, die u. a. erregungsdämpfend wirken. Hier hat sich gezeigt, daß am Tage während der leistungsbetonten Phase des 24-Stunden-Rhythmus (Sympathikus mit hoher Aktivität) die β-Rezeptorenblocker die stärkste Wirkung entfalten. Das Präparat Obsidan (Propanolol) senkt, am Morgen gegeben, den zentralen Sympathikotonus am effektivsten und sehr dosisabhängig. Dies führt zur Reduktion des Noradrenalinumsatzes am Herzen und beruhigt das Herz. Am Abend dagegen sind die Wirkungen des Medikamentes schwächer und wenig variabel. Die Untermauerung dieser Befunde durch vorangegangene Tierversuche hatte in der Aktivitätszeit der verwendeten Ratten ein LD 50 bei wesentlich niedrigeren Propanololmengen ergeben als während der Ruhezeit. Für den Einsatz bei Angina pectoris-Anfällen eignet sich das Glyceroltrinitrat (Nitrangin). Es führt rasch zur Blutgefäßerweiterung der Herzkranzgefäße und damit zur Verbesserung der Herzmuskelversorgung mit Sauerstoff. Dieser Effekt tritt am stärksten morgens in Erscheinung, nachmittags angewendetes Nitrangin löst nur geringe Gefäßerweiterungen aus.

Die Bluthochdruckkrankheit, die mit steigendem Alter immer mehr Menschen erfaßt, ist wie die anderen Herz-Kreislauf-Erkrankungen durch einen vom Normalzustand abweichenden

Tagesrhythmus gekennzeichnet. Man kann feststellen, daß der überwiegende Teil der Krisen im Hypertoniegeschehen sich in der Zeit zwischen 16 und 24 Uhr ereignet. Die Überlegungen für die entsprechende Chronotherapie gehen davon aus (SASLAVSKAJA et al. 1987), daß der aus dem Stabilitätszustand geratene Rhythmus durch die zeitgerechte Medikamentengabe so beeinflußt werden muß, daß er dem Ausgangszustand angenähert werden kann. Es wurde gefunden, daß mit der Gabe eines blutdrucksenkenden Mittels etwa 1,5 bis 2 Stunden vor Erreichung des Blutdruckmaximums die größten Erfolge erzielt werden. Dazu wurden bis zu 70% der Gesamttagesdosis eingesetzt. Bei diesem Vorgehen kann die Gesamtdosis für 24 Stunden 1,5- bis 2fach niedriger bemessen werden, als das bei den traditionellen Verordnungsformen üblich ist. Außerdem tritt eine effektive Blutdrucksenkung rascher ein, und die Gefahren einer Überdosierung vermindern sich.

Krebsbehandlung

Ein Bereich, der zunehmende Aufmerksamkeit verdient, ist die Behandlung von Krebserkrankungen, sind sie doch nicht ohne Grund in der Allgemeinheit mit der Vorstellung des über kurz oder lang eintretenden Todes verbunden, dem ein leidensvolles Siechtum vorausgehen kann. Durch Versuche konnte nachgewiesen werden, daß die Überlebenschance von tumorerkrankten Tieren ganz erheblich durch die Chemo- bzw. Strahlentherapie beeinflußt werden kann, und zwar nicht undifferenziert, sondern in Abhängigkeit vom Tageszeitpunkt der jeweiligen Behandlung. Das Problem bei Krebstherapien besteht in der selektiven Zerstörung bzw. Hemmung der entarteten Zellen bei weitgehender Schonung des gesunden Gewebes. Jede Strahlentherapie und auch Chemotherapie bewegt sich auf Grund der Eigenschaften dieser Mittel auf einem schmalen Pfad zwischen heilender und schädigender Wirkung. Deshalb ist es gerade auf diesem Sektor von größter Bedeutung, das optimale Zeitregime der Behandlung zu finden und anzuwenden. Die wachstumshemmende und zellzerstörende Wirkung hat ihren Hauptangriffspunkt auf der Ebene der DNS- und RNS-Synthese, und dies birgt die Gefahr der Einflußnahme von Zytostatika und Strahlung nicht nur auf die entarteten, sondern auch auf die Normalzellen des angrenzenden Gewebes. Diese Schädigungen sind dann am stärksten, wenn die Teilungsrate, verbunden mit der identischen Replikation der DNS, in den Zellen am höchsten ist. Im Verlauf des Tages sind z. B. bei Laborratten mit beginnender Aktivitätszeit (im LD 12:12, Licht von 6 bis 18 Uhr) niedrige Zellteilungsraten zu verzeichnen. Entsprechend sind beim Menschen niedrige Mitoseraten am Tage zu beobachten.

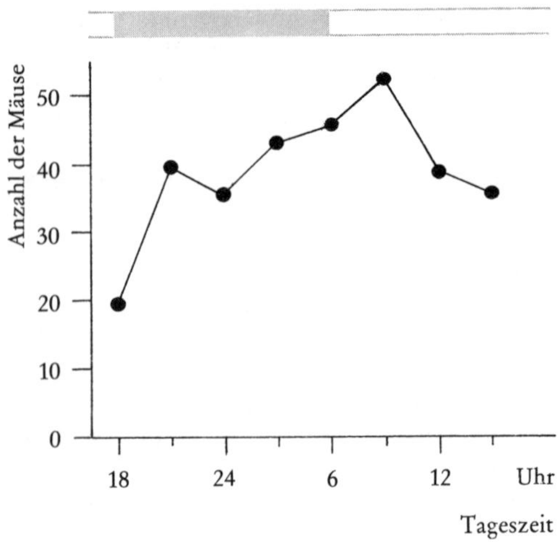

Abb. 38 Anzahl der nach Behandlung mit Cyclophosphamid gestorbenen Leukämie-Mäuse. Zu jedem angegebenen Tageszeitpunkt wurden 120 Mäuse behandelt. (nach Avery et al. 1979)

In eindrucksvollen Untersuchungen an Mäusen, bei denen durch die Einpflanzung von je 1 Million Leukämiezellen in jedes Tier experimentell Leukämie erzeugt wurde (Avery et al. 1979), erfolgte der Nachweis der dosis- und tageszeitabhängigen Letalität (Sterblichkeit) bzw. der Heilungsrate als Folge der Chemotherapie. Den Tieren wurde in Gruppen einen Tag nach der Einpflanzung der Leukämiezellen einmalig zu verschiedenen Tageszeiten Cyclophosphamid verabreicht. Es ergab sich eine geringe akute Sterblichkeit nach Behandlung um 18.00 Uhr und eine signifikant höhere Sterblichkeit bei den um 9.00 Uhr behandelten Mäusen. Die Anzahl geheilter Tiere ist nach Cyclophosphamidgabe um 18.00 Uhr (Überlebenszeit 60 Tage) eindeutig höher als bei den um 9.00 Uhr behandelten. In Abhängigkeit von steigender Dosierungsmenge erhöht sich die Zahl der wegen toxischer Wirkungen des Chemotherapeutikums akut sterbenden Tiere, zugleich aber sterben von den am Leben bleibenden Mäusen innerhalb der nächsten 15 bis 30 Tage um so mehr Tiere, je weniger Cyclophosphamid sie erhalten haben. Die geringste mittlere Überlebensdauer hatten die um 6.00 Uhr mit Phosphamid behandelten Tiere.

Einwirkung von Röntgenstrahlen führte bei männlichen Mäusen zu Todesraten von 100% innerhalb von 8 Tagen, wenn die einmalige Bestrahlung mit 550 r um Mitternacht erfolgte. Bei Bestrahlungen um 16.00 Uhr, also gegen Ende der Ruhezeit, starb im angebenen Zeitraum von 8 Tagen kein Tier. Die durchschnittliche Überlebenszeit betrug für die 24.00 Uhr bestrahlten

Abb. 39 Tagesrhythmische Veränderungen der 50%-Sterberate (LD 50) bei Ganzkörperbestrahlung mit Röntgenstrahlen (Mäuse im LD 12:12). (nach Lemmer 1984)

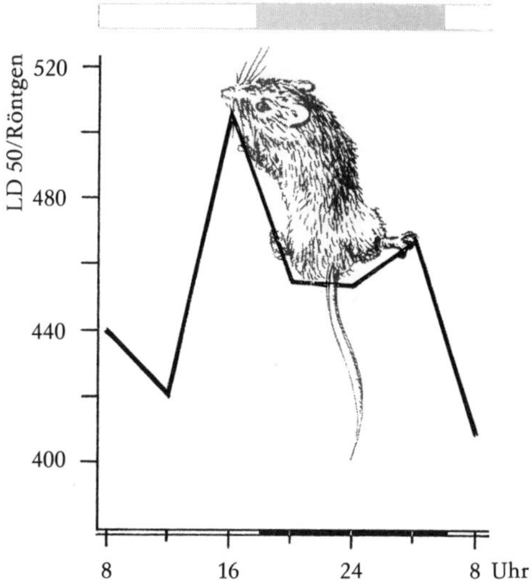

Tiere 6 Tage, für die 16.00 Uhr bestrahlten 11 Tage. Die Nutzung derartiger Erkenntnisse in der Medizin erfordert natürlich die Berücksichtigung der menschlichen Tagesrhythmik. In wenigen Untersuchungen wurde bisher der Einfluß der Tageszeit auf die Wirkung von Zytostatika an krebserkrankten Menschen geprüft (Lemmer 1984). Man fand bei einigen in den USA getesteten Präparaten derartige Unterschiede. Das stark toxisch wirkende Präparat Cisplatin konnte bei Gabe um 17.00 Uhr mit einem um 25% geringeren Risiko für die Nieren eingesetzt werden. Zugleich waren bei Anwendung des Zytostatikums zu dieser Zeit die subjektiven Beschwerden der Patienten, z.B. Erbrechen, wesentlich geringer.

Als Schlußfolgerung ergibt sich die Notwendigkeit, jedes Präparat und jedes andere Therapiemittel auf die spezifische zeitabhängige Wirksamkeit hin zu untersuchen, um erweiterte Einsatzmöglichkeiten zum Nutzen des Menschen zu erschließen. Dabei ist aus chronobiologischer Sicht zu wählen zwischen konstanter Dosis in der Zeit, verbunden mit veränderlichem Risiko für den Menschen, oder veränderlicher Dosis, verbunden mit der Möglichkeit, das Risiko abzuschätzen und stets unter möglichen Schädigungsgrenzen zu bleiben. Dies zu erarbeiten, erfordert in einigen Punkten ein verändertes Herangehen an die vor der Anwendung liegenden tierexperimentellen Tests, vor allem die Berücksichtigung der Zeitprogramme dieser Tiere. Diese bilden letzten Endes eine wesentliche Grundlage für die nach Anwendung von Pharmaka eintretenden Wirkungsausmaße. Und nicht zuletzt ist ein Umdenken bei der Übertragung tierexperimenteller Daten auf den Menschen erforderlich, denn in der Regel ist von Ergebnissen, gewonnen aus Versuchen an nachtaktiven Tieren, auf den tagaktiven Menschen zu schließen, der in der Regel den verschiedenen Therapieformen in seiner Aktivitätszeit ausgesetzt wird.

Toxikologie für den Menschen

Mit der Entwicklung der chemischen Industrie kam es zu einer explosionsartigen Ausweitung der Produktion synthetischer Pharmaka. Dies und die Herstellung zahlloser Verbindungen für Pflanzenschutzmittel, Haushaltchemikalien, synthetische Fasern, Farbstoffe usw. führte zur Notwendigkeit, den Menschen vor eventuellen toxischen Wirkungen dieser Substanzen zu schützen. Auf dieser Basis entwickelte sich parallel, manchmal jedoch auch erst, nachdem Schäden bekannt geworden waren, die toxikologische Prüfung im Tierexperiment.

Soll die Toxikologie den modernen Erkenntnissen der Biologie ausreichend Rechnung tragen, dann muß sie die chronobiologischen Aspekte zu einem inhärenten Bestandteil ihrer Arbeit machen. Obwohl seit etwa 30 Jahren weltweit der Erkenntniszuwachs auf diesem Gebiet unübersehbar geworden ist, gibt es nach wie vor bei mit toxikologischen Untersuchungen Beschäftigten die Illusion, chronobiologisches Denken und Arbeiten sei Hobby und berühre praktische Belange nicht.

Vor allem in Industrie und Landwirtschaft sind Werktätige unter Umständen langfristig chemischen Verbindungen ausgesetzt, für die anhand von Tierversuchen Kriterien für den Umgang ausgearbeitet und eventuell notwendige Schutzmaßnahmen festzulegen sind.

Aus Tierversuchen ist bekannt, daß es Stoffe gibt, deren Toxizität innerhalb von 24 Stunden zu Todesraten führen kann, die in Abhängigkeit von der Applikationszeit zwischen 0 und 100% liegen. Anhand der heute in der Industrietoxikologie noch weltweit üblichen LD 50 (tödliche Dosis für 50% der Versuchstiere) läßt sich der Sachverhalt zeitabhängiger bedeutender Wirkungsunterschiede zweifelsfrei nachweisen. An einem Beispiel soll das verdeutlicht werden.

Die Verbindung Acrylnitril spielt als Ausgangsstoff für Faserstoffe eine große Rolle. Acrylnitril ist ein Gift der Abteilung 1, die Arbeit damit unterliegt also strengen Vorschriften. Nun ließ sich zeigen, daß Laborratten, die weltweit als Pflichttierart in der Toxikologie genutzt werden, in Abhängigkeit von der Tageszeit und auch vom Geschlecht sehr unterschiedlich auf orale Gaben dieses Stoffes ansprechen. Die LD 50 wird in der Ruhezeit der Tiere bereits bei niedrigeren Giftkonzentrationen als in der Aktivitätszeit erreicht. Sie beträgt für männliche Ratten um

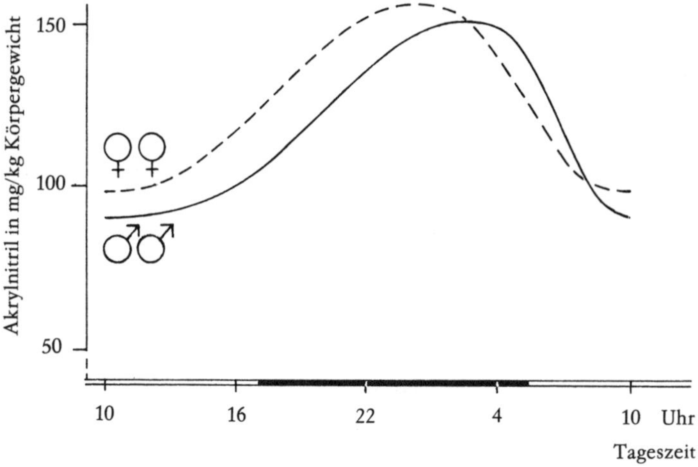

Abb. 40 Tageszeitabhängige Veränderung der LD 50 bei männlichen (durchgezogene Kurve) und bei weiblichen (gestrichelte Kurve) Ratten bei oraler Verabreichung von Acrylnitril. (Mletzko 1977)

10.00 Uhr 92 mg/kg Körpermasse, für die weiblichen zur selben Zeit 99 mg/kg. Dagegen führen um 22.00 Uhr bei den Männchen erst 140 mg/kg und bei den Weibchen 152 mg/kg zur LD 50. Für diese Verbindung bedeutet das, daß die Belastung während der Ruhezeit nur sehr niedrig sein darf, in der Aktivitätszeit wird eine höhere Giftkonzentration toleriert. Dabei ist daran zu denken, daß die LD 50 nur ein Anhaltspunkt für die Giftigkeit einer Substanz sein kann, denn für den Menschen ist wenig interessant, zu wissen, bei welcher Giftkonzentration die Hälfte der betroffenen Lebewesen zugrundegeht, ihn bewegt die Frage, bis zu welcher Arbeitsplatzkonzentration eine Substanz ungefährlich, ohne gesundheitliche Beeinträchtigungen für den Menschen ist.

Daraus schlußfolgernd ergeben sich Überlegungen für die MAK-Wert-Festlegung (MAK-Wert = Maximale Arbeitsplatz-Konzentration einer toxisch wirkenden Substanz). Bisher gibt es dazu jeweils nur einen Zahlenwert. Dies würde nach heutigem Kenntnisstand nur dann noch eine Berechtigung haben, wenn dieser Wert während der empfindlichsten Tageszeit des Menschen und beim empfindlicheren Geschlecht bestimmt wurde. Dies gilt es für jeden Stoff erst festzustellen. Insbesondere für die Schichtarbeit werden derartige Betrachtungen notwendig.

LD-50-Resultate können durch subtilere Untersuchungen physiologischer, biochemischer, verhaltensbiologischer und anderer Meßgrößen bestätigt und erweitert werden. Messungen des Sauerstoffverbrauchs der Leber von Laborratten ergaben

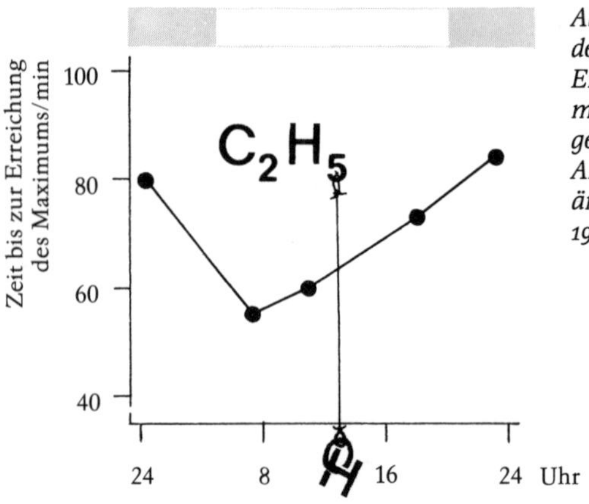

Abb. 41 Abhängigkeit der Zeitdauer bis zum Erreichen des maximalen Blutalkoholspiegels vom Zeitpunkt der Alkoholaufnahme. (verändert aus Lemmer 1984)

eine starke Beeinträchtigung durch Acrylnitril um 10.00 Uhr, aber kaum eine Veränderung um 22.00 Uhr. Gesteigert wird der Gifteinfluß in der Ruhezeit noch durch gleichzeitige Einwirkung von Dauerlärm. An einer anderen Substanz, dem für die Landwirtschaft und das Gärtnereiwesen bestimmten Insektizid Bi 58 EC, konnten wir feststellen, daß die stärkste Beeinträchtigung der Kontraktionsaktivität des Darmes der Laborratte (Zwölffingerdarm) während der nächtlichen Aktivitätszeit eintrat. Die geringste Wirkung war am Tage um 10.00 Uhr zu beobachten. Dies stimmt mit den von GATTERMANN (1980) am Goldhamster gefundenen tageszeitabhängigen Sterberaten nach oraler Gabe des Pflanzenschutzmittels CKB 1220, ebenfalls einer phosphororganischen Verbindung, im Prinzip überein.

Als Noxe spezieller Natur kann man den Alkohol bezeichnen. Er ist ein Genußmittel des Menschen und findet weltweit verbreitete Anwendung, hat aber wegen seiner bei Dauergebrauch schädlichen Wirkung nicht nur medizinische, sondern auch gesellschaftliche Aufmerksamkeit erregt. Aus chronobiologischer Sicht interessiert unter anderem die Wirkung zu verschiedenen Tageszeiten. Die Ergebnisse derartiger Untersuchungen sind wiederum von praktischer Bedeutung.

Wird vom Menschen am Morgen Alkohol aufgenommen, dann geht dieser ziemlich rasch in das Blut über und erreicht Wirkorte im Gehirn. In weniger als einer Stunde nach Alkoholzufuhr ist die maximale Blutalkoholkonzentration erreicht. Der Abbau und die Ausscheidung gehen ebenfalls rasch vor sich, so daß die Blutalkoholkonzentration in etwa 3 Stunden auf die Hälfte des Maximums gesunken ist.

Ein empfindlicher Anzeiger für Belastungen durch Noxen ist das Verhalten, dessen wichtigste sichtbare Komponente die Motorialaktivität (äußerlich sichtbare Bewegungen) ist. Sie zeigt

Beeinflussungen des Körpers bereits vor Eintritt organischer Schäden an. Aus diesem Grund kann die Messung der Bewegungsaktivität als wichtiges Hilfsmittel der Noxenprüfung im Tierversuch gelten. Unter Gifteinfluß ändern sich nicht nur Amplituden und Frequenzen, sondern auch Anteile der einzelnen Bewegungskomponenten zueinander (MLETZKO et al. 1975). Je nach Art des Stoffes kommt es zum Anstieg bzw. zur Hemmung von Laufleistungen und/oder der Bewegungen am Ort. Und das wiederum geschieht tageszeitabhängig. Für praktische Belange wäre die Testung der Verhaltensbeeinflussung oder anderer output-Größen durch Gifte bereits ein Schritt über die bisher geübten Praktiken hinaus, wenn sie zeitdeterminiert erfolgen würde.

Therapie und Prophylaxe

Für die Erhaltung der Gesundheit und für die Wiederherstellung derselben nach Krankheiten spielt, wie bereits erwähnt, die Stabilisierung der biologischen Rhythmen eine wichtige Rolle. Wenn also von sogenannter gesunder Lebensweise die Rede ist, sollte an diesen Gesichtspunkt gedacht werden.

Kur und Alltag

Kuraufenthalte dienen diesem Anliegen in besonderem Maße. Ein geregelter Tagesablauf mit dosierter Belastung (z. B. Bäder, Bewegung) und sozialen Anregungen bewirkt im Verlauf mehrerer Wochen eine merkliche Verbesserung der Zeitordnung. Der Puls-Atem-Quotient pegelt sich im Verlaufe einer Kur in rhythmischen Schwankungen (wochenrhythmisch) auf das angestrebte Verhältnis von 4:1 ein. Die Erscheinung der zwischenzeitlichen Verschlechterungen des Wohlbefindens während eines Kuraufenthaltes erfordert die nötige Beachtung, denn die Umstellungskrisen nach einer Woche und eventuelle Spätkrisen nach 3 Wochen können durchaus schwerwiegend sein, die erhöhten Sterbeziffern in den genannten Zeiträumen (BRÜNING u. HILDEBRANDT 1980) weisen ausdrücklich darauf hin. Im Normalfall zeigen sich die Krisenzeitpunkte durch Schlafstörungen und Verstärkung von bestehenden Beschwerden, Abgeschlagenheit und Verschlechterung des Atem-Puls-Quotienten. Die Belastbarkeit ist herabgesetzt. Im Kurplan ist dies unbedingt zu berücksichtigen.

Körperliches Training ist nicht nur wichtiger Bestandteil von Kurbehandlungen, sondern dient auch im Arbeitsalltag der Verbesserung und Aufrechterhaltung der Zeitordnung. Rhythmische Belastungen des Atmungs-, Herz- und Kreislaufsystems

(Laufen, Schwimmen, Radfahren u.a.) tragen nicht nur zur Frequenz- und Amplitudenstabilisierung dieser Funktionen bei, sondern gleichzeitig wird ein entsprechender Einfluß auf den Wach-Schlaf-Rhythmus, die Rhythmen der Verdauungsorgane u. a. ausgeübt. Durch rhythmische thermische Reizungen der Haut (Wechselbäder) werden z. B. die Minutenrhythmik der Hautdurchblutung stabilisiert und die reaktiven Gefäßregulationen und damit der Wärmehaushalt des gesamten Körpers verbessert. Auf den notwendigen Wechsel zwischen Spannung und Entspannung im muskulären und vegetativen sowie im psychischen Bereich erübrigt es sich eigentlich hinzuweisen, jedoch wird letzterer Forderung teilweise die geringste Beachtung geschenkt. Um Zeit zu sparen, werden im Alltag oft genug Pharmaka eingesetzt (Beruhigungsmittel, Anregungsmittel), die den biologisch notwendigen Wechsel zwischen Spannung und Entspannung schnell herbeiführen sollen. Dies ist als langdauernder Ersatz der natürlichen Regulationsmechanismen nicht gesundheitsfördernd. Ein notwendiger Zeitbedarf für die rhythmisch ablaufenden Umstellungen kann nicht ungestraft langdauernd unterschritten werden, psychische Spannungszustände können nicht über (natürlich individuell unterschiedlich) beliebige Zeitspannen hinweg nachwirkungsfrei ertragen werden. Aktive und bewußte Einstellung zum eigenen Körper, zu seinen Rhythmen, Wissen darüber und entsprechendes Handeln sind wichtig für die Erhaltung der rhythmischen Zeitordnung. Das gesellschaftliche Umfeld spielt für die Möglichkeit, dies zu realisieren, eine entscheidende Rolle.

Musik als Heilmittel

Die Hauptform, Krankheitserscheinungen jeder Art zu behandeln, ist in der Gegenwart die naturwissenschaftlich abgestützte Anwendung von Medikamenten. Diese Vorgehensweise hat sich aus der Entwicklung der biologischen, chemischen und pharmakologischen Grundlagenkenntnisse in Anwendung auf klinische Belange ergeben und war ein entscheidender Schritt zur kausalen Klärung einer Vielzahl von Organerkrankungen und eine der Voraussetzungen für den Aufbau wirkungsvoller staatlicher Gesundheitseinrichtungen.

Nach heutigen Einschätzungen ist davon auszugehen, daß 20 bis 40% aller organischen Störungen auf psycho-nervale Ursachen zurückgehen. Wenn man nun in Betracht zieht, daß Musik auf den Menschen so wirkt, daß sich seine Stimmung, seine Erregungslage, sein Verhalten ändern und daß zugrundeliegende physiologische Funktionen wie Atmung und Kreislauf, Bewegungsbereitschaft u. a. ebenfalls deutlichen Abwandlungen unterliegen, dann kommt der Musik ganz sicher auch eine Funktion bei der Beeinflussung von Krankheitserscheinungen zu. Hierbei ist in jedem Falle die Chronobiologie angesprochen, denn Beeinflussung von Rhythmen ist letztlich ein wesentliches Ziel von Musiktherapie. Besonderes Interesse findet diese Methode bei der Behandlung psychischer Schädigungen bzw. Beeinträchtigungen.

Das Zeiterleben hat fundamentale Bedeutung für das Musikerleben. Es gibt Beziehungen zwischen der Intensität des Musikerlebens und den damit verknüpften vegetativen Reaktionen. Musikalische Rhythmen wirken auch im Schlaf ändernd auf vegetative Funktionen, so daß eine Beteiligung des Bewußtseins für das Wirksamwerden von Musik auf physiologische Leistungen nicht unbedingt notwendig ist. Sollen aber Veränderungen psychischer Reaktionen herbeigeführt werden, so ist nach heutiger Auffassung die aktive, bewußte Mitarbeit des Betroffenen erforderlich. Davon gehen moderne Konzepte der Musiktherapie aus.

Ein vorgegebener musikalischer Rhythmus wirkt nicht nur auf die Motorik des Menschen harmonisierend und ordnend, sondern kann auch die innere Stimmung in Richtung von Ausgeglichenheit und Stabilität lenken. Es ist anzunehmen, daß die externe Zeitgeberrolle der Musik zur Verbesserung der Kopplung physiologischer Funktionen, ihrer Rhythmen, beiträgt. Die Musiktherapie spielt seit etwa 25 Jahren eine zunehmende Rolle in den psychotherapeutischen Behandlungsformen (SCHWABE 1983), deren Ziel es ist:

1. Einstellungsänderungen des Menschen zu sich selbst und anderen herbeizuführen und damit die tieferen Ursachen von z. T. organischen Störungen abzubauen sowie daran anknüpfend gesunde Verhaltens- und Erlebnismodelle aufzubauen,
2. reale Symptome und Konflikte zu beseitigen oder zu reduzieren.

In diesem Zusammenhang spielt die Kombination zwischen Musik- und Bewegungstherapie eine große Rolle, worin sich die enge Verknüpfung zwischen musikalischen und Körperbewegungsrhythmen geltend macht. Auch das Singen ist hier zuzuordnen. Die Musik mit ihrem zeitlich geordneten Wechsel zwischen Spannung und Lösung vermag den gestörten Übergang zwischen psychischer und körperlicher Spannung und Lösung im Sinne der Förderung der rhythmischen Ordnung zu beeinflussen. Dauernde psychische Spannungszustände stören unter Umständen die Zeitordnung des Körpers empfindlich. Man denke nur an das daraus resultierende veränderte Wach-Schlaf-Verhältnis. Aber auch Störungen des Herzrhythmus, des Urinausscheidungsrhythmus oder des Menstruationsrhythmus, um hier nur einige der auffälligsten zu nennen, sind als Folge anhaltender psychischer Überlastungssituationen häufig. Tabletten können hier nicht als Ersatz für Ursachenbeseitigung angesehen werden, weshalb heute die Aufmerksamkeit in der Medizin zunehmend auch auf die Gesamtsituation des zu behandelnden Menschen zu richten ist. Therapeutische Maßnahmen können den Prozeß der Normalisierung fördern, und diese Maßnahmen sollten unter anderem auf die Stabilisierung der Zeitordnung gerichtet sein, auf das Trainieren eines der Belastung angemessenen Einsatzes von Spannung und Lösung.

Musiktherapie wird betrieben 1. als aktives Musizieren mit Instrumenten bei Vorrang der Improvisation oder mit der Stimme, 2. als Bewegung zur Musik und/oder 3. als gemeinsames Hören von speziell ausgewählten Musikstücken.

Die Musik kann zur Aufarbeitung von Konflikten (zwischenmenschliche Beziehungen) Hilfestellungen leisten, Streß abbauen, kreative Fähigkeiten fördern, das Gefühlsleben bereichern, die Kontrolle über den eigenen Körper verbessern, entspannen und insgesamt die Eigeneinschätzung verbessern (Priestley 1982). Diese Möglichkeiten erwachsen unter anderem daraus, daß durch das nonverbale Kommunikationsmittel Musik unbewußte, verdrängte, im Unterbewußtsein vorhandene und das Gesamtkörpergeschehen beeinflussende Inhalte, Konflikte, ins Bewußtsein gerückt werden können und dadurch einer bewußten Durcharbeitung und Überwindung erst zugänglich werden.

Diese Funktion der Musik, die unseres Erachtens mit ihrer grundlegenden Verankerung im menschlichen Leben zusammenhängt, macht sie auch geeignet, Störungen der frühkindlichen Entwicklung im sozialen Bereich, die sich später letztlich in dauerhaften Störungen der sozialen Verhaltensweisen und auch in organischen Leiden äußern, aufzudecken und sie damit beeinflussen zu können. Hier gibt es zahlreiche offene Fragen. Interessante Ansätze zu chronobiologischen Überlegungen scheinen bei Loos (1986) in der Behandlung von Magersüchtigen gegeben. Als wichtiges Merkmal dieser Entwicklung sind Zeitstörungen zu erkennen. Es fehlt das Zeitgefühl und damit verbunden die Empfindung für einen Rhythmus. Solche Menschen haben z. B. Probleme, mit dem Spielen eines Instrumentes in einer Gruppe als erste zu beginnen, andererseits spielen sie weiter, wenn die anderen schon geendet haben. Des weiteren sind sie zu keiner sinnvollen Zeiteinteilung in der Lage, können sich schwer selbst Zeitgeber sein und können stundenlang in übergroßer Aktivität bei einer intensiven Tätigkeit (Schwimmen, Laufen) verweilen. Die Erscheinung der Magersucht selbst stellt ja bereits eine Zeitstörung dar; denn diese Menschen essen nicht, womit unbewußt Zeitverläufe beeinflußt werden. Es sind beträchtliche Rhythmusstörungen im Magen-Darm-Kanal und daraus abgeleitete Begleiterscheinungen zu beobachten, außerdem wird der Menstruationsrhythmus unterbrochen (Amenorrhoe). Mit all dem verbunden sind schwere Störungen des geistigen Zugangs zur eigenen Person und zu anderen Personen. Eine Therapie kann demnach nicht allein auf die Symptombereinigung (Magersucht und Amenorrhoe) gerichtet sein, sondern für eine dauerhafte Persönlichkeitsbeeinflussung ist die Wiederherstellung der inneren Zeitordnung von großer Bedeutung – und hier ist die Musiktherapie ein geeignetes Mittel. Es wird davon ausgegangen, daß die eventuell in der Frühkindheit liegenden Ursachen für die Zeitstörung (z. B. mangelnde elterliche Zuwendung, Zeitplanung ohne Berücksichtigung der kindlichen Bedürfnisse, ständige Zwangssituationen beim Essen, Beschränkung von Lebenslust, Spiel und Kreativität) nicht mehr rückgängig gemacht werden können, aber die Möglichkeit gegeben ist, langfristig das Raum- und Zeitempfinden wieder aufzubauen, das für die psychische Reifung unerläßlich zu sein scheint. Musik kann durch das Zusammenwirken von strengem Zeitmaß und freier Bewegung über Trainingseffekte Zeitgeberwirkung zunehmend ausüben und zur Wiederherstellung der körpereigenen Rhythmen entscheidend beitragen, z. B. über Abfolge von langen und kurzen Spielzeiten, Verbindung von Musik und Bewegung, Lernen von Maß und Freiraum.

Leben im Rhythmus, eine Grunderfahrung vom Beginn des Lebens an, scheint sehr zeitig störbar zu sein. Ansprechbarkeit auf Rhythmusstörungen schließt aber auch Ansprechbarkeit auf rhythmusfördernde Einflüsse ein, und die vom Menschen hervorgebrachte Musik ist ein Mittel dazu. In ihrer Kommunikationsfunktion kann die Musik zur Entwicklung von Erlebnis- und Beziehungsprozessen in Gruppen gezielt eingesetzt werden, wie das in der aktiven Gruppenmusiktherapie geschieht. Es erübrigt sich hier, darauf hinzuweisen, daß Musik und Tanz eine wichtige Kommunikationsfunktion im Rahmen der Paarfindung spielen, wo synchronisierende Wirkungen unverkennbar sind. Musiktherapie wird neben der Psychotherapie zunehmend eingesetzt in der Psychiatrie u. a. zur Entwicklungsförderung hirngeschädigter Kinder, bei Süchtigen. Sie eignet sich aber auch für die unterstützende Behandlung von inneren Erkrankungen wie Herzrhythmusstörungen und für die Kurorttherapie. Bemerkenswerte Erfahrungen teilt MUNRO (1986) über die Erfolge der Musiktherapie bei schwerkranken Menschen mit, Linderung chronischer Schmerzen, Milderung von Angst, Depression usw.

Insgesamt bietet die Musiktherapie die Möglichkeit, ohne medikamentöse Einflußnahme auf nonverbalem Wege und damit bei geringer Belastung biologisch-psychische Funktionen zu normalisieren, was in jedem Falle eine Verbesserung der Zeitordnung einschließt.

Zeitbeziehungen des Menschen in der Gemeinschaft – Biosoziorhythmik

Die Geschichte um Robinson Crusoe erregte unter anderem so viel Interesse einer riesigen Leserschar, weil hier der seltene Fall geschildert wird, wie ein Mensch sich in vollständiger Isolierung von anderen Menschen zurechtfinden muß.

Normalerweise ist unser Leben durch vielfältige soziale Beziehungen gekennzeichnet, die nur bei zeitlicher Abstimmung sinnvoll realisiert werden können.

Bei allen sozialen Aktivitäten ist Information unabdingbare Voraussetzung für die Synchronisation der beteiligten Lebewesen. Als gemeinsames Bezugssystem schafft dabei der quasi unendlich stabile Zeitgeber »Tag-Nacht« günstige Voraussetzungen für die zeitliche Orientierung und erlaubt die notwendige Feinabstimmung sozialer Handlungsweisen.

Die gesellschaftliche Organisation des menschlichen Sozialdaseins hat im Verlauf der Entwicklung einander ablösender Gesellschaftsformationen natürlich auch bedeutenden Einfluß auf die Zeitordnung und bringt spezifische Formen beim Menschen hervor. Natürlich geschieht das innerhalb des genetisch möglichen Spielraumes. Und da die Arbeit entscheidender Faktor für die Erhaltung und Entwicklung der menschlichen Existenz ist, bestimmt sie den zeitlichen Ablauf eines großen Teils des Individualdaseins.

Die »domestizierte« Zeit

Im Sozialgefüge des Menschen spielen andere Lebewesen eine große Rolle. Über den weiten Sektor der Landwirtschaft ist der Mensch in der Regel noch gezwungen, sich den Raum-Zeit-Anforderungen der für ihn nützlichen Tiere und Pflanzen mit seinem Arbeitsprozeß anzupassen.

Der Zusammenhang zwischen Tier, Pflanze und Mensch ist ursächlich biologischer Natur, denn bei der Herausbildung der menschlichen Gesellschaft war zunächst das Verhältnis zwischen Jäger und Beute sowie zwischen Sammler und eßbarer Pflanze primär dadurch bestimmt, daß der Mensch, wollte er überleben, das Jagen von Tieren und das Sammeln von Pflanzen bzw. deren Früchten weitgehend nach den Rhythmen dieser lebensnotwendigen Objekte zu richten hatte. Deshalb kamen als jagdbare Tiere zunächst vorrangig solche in Frage, deren Tagesrhythmik mit der Aktivitätszeit des Menschen nahezu übereinstimmte.

Die Situation in äquatornahen Gebieten unterscheidet sich durch das Fehlen der Dämmerung von den Verhältnissen in mittleren Breiten, wo die Jagd zu dieser Tageszeit eine große Rolle spielte. Außerdem ergaben sich Unterschiede des Jagdverhaltens im Laufe des Jahres. In Gebieten mit ausgeprägten Jahreszeiten wird der Kontakt zu Tieren durch die jahresrhythmisch bedingten Veränderungen der Aktivität, aber auch durch Wanderungen wesentlich beeinflußt.

Ein weiterer Zusammenhang zwischen Mensch und Tier ergab sich aus der geschlechtsgebundenen unterschiedlichen Art der Beteiligung an der Nahrungsgewinnung. Die Frauen betätigten sich vorrangig als Sammlerinnen von Pflanzen und Kleingetier (das konnte selbst noch in unserem Jahrhundert bei primitiven Stammesgruppen in kaum von der Zivilisation erfaßten Gebieten festgestellt werden). Dies bedeutete, daß sie meist in der Hellphase des 24-Stunden-Tages ihre höchste Aktivität entfalteten, während die Männer z. B. als Großwildjäger oder für das Fischefangen auch in der Dämmerung und evtl. Dunkelheit aktiv sein mußten. Zu dieser Zeit gab es also chronobiologisch eine weitgehende Abhängigkeit des Menschen von den Periodizitäten der Wildtiere und -pflanzen.

Der Übergang zur Haustierhaltung und der Beginn des Ackerbaus stellten einen entscheidenden Schritt zur Lockerung dieser engen Verkettung und zur beträchtlichen Verringerung des Aufwandes zur Sicherung der Existenz des Menschen dar. Zum anderen war mit beginnender Domestikation von Wildtieren und einsetzender Pflanzenauslese in Monokulturen, dem Ackerbau, auch die »Selbstdomestikation« des Menschen verknüpft, indem u. a. ein über längere Zeit fester Wohnsitz möglich wurde bzw. die Zubereitung der Speisen und ihre Vorratshaltung verbessert werden konnten. Damit reduzierten sich solche physischen und zeitlichen Anforderungen wie z. B. die periodischen Ortswechsel im Gefolge von Tierwanderungen. Noch aus dem letzten Jahrhundert sind solche Gewohnheiten von sibirischen Jägern bekannt, die mit den weit und schnell wandernden Rentieren mitzogen, um sie dann an bestimmten Plätzen in größerer Menge zu erlegen.

Die als Meerestierjäger lebenden Eskimos auf Grönland ziehen heute noch im Sommer in südlichere Gegenden, um dort im freien Wasser Robben und Walrosse vom Kajak aus zu jagen und folgen den Tieren im Winter nach Norden, um in eisfrei gehaltenen Atemlöchern Robben zu fangen. Das Mitziehen der

Nomaden mit ihren Kamelherden nimmt eine Zwischenstellung ein.

Wie eng das Seßhaftwerden und die Haustierhaltung mit der Entwicklung des Ackerbaus verknüpft sind, wird in der Gegenwart an den Bemühungen in der Mongolei zur Entwicklung des Ackerbaus und der Vorratshaltung deutlich. Erst wenn das ganze Jahr über eine ausreichende Futtergrundlage für die Tiere gesichert werden kann, ist eine Beendigung der jahresperiodischen Wanderungen möglich. Die heute gehaltenen Haustierarten und -rassen sowie die Kulturpflanzen wurden durch künstliche Auslese nach bestimmten Merkmalen selektiert.

Erst in unserem Jahrhundert erkannte man, daß bestimmte zeitliche Charakteristika als Erbeigenschaften gezielt beeinflußt werden können, z. B. das Wachstumstempo.

Kulturpflanzen

In der Biotechnologie spielt die Selektionierung von Arten bzw. Stämmen (z. B. Pilze, Hefen) mit hohen Syntheseraten industriell verwertbarer Stoffe (z. B. Enzyme) eine große Rolle. In der Landwirtschaft hat die Suche nach Kulturpflanzenvarianten mit extrem kurzer Vegetationsperiode Bedeutung für die Versorgung polnaher Gebiete mit Erzeugnissen der Feldwirtschaft aus eigener Produktion. Die Pflanzen müssen dort in den kurzen Vegetationsperioden zum Wachsen, Blühen und Fruchten kommen. Diese Probleme werden u. a. im Norden der UdSSR untersucht. Zum anderen ist aus mehreren Gründen die Kreuzung von Langtags- mit Kurztagspflanzen notwendig. Dies kann aber nur realisiert werden, wenn sie zur gleichen Zeit blühen. Wie der Name sagt, kommen die Langtagspflanzen nur bei relativ kurzer Nachtdauer, d. h. langer Belichtungszeit zum Blühen (Spinat, Wintergetreide), die Kurztagspflanzen (z. B. Chrysantheme) blühen bei kurzer Belichtungszeit. In Gewächshäusern lassen sich geeignete Belichtungsregimes herstellen, um zu einem gewünschten Zeitpunkt blühende Pflanzen erzielen zu können. Auch chemische Wachstumsregulatoren werden eingesetzt.

Aus der Eigenschaft der Langtags- und Kurztagspflanzen, nur bei bestimmten Tag-Nacht-Längenverhältnissen zum Blühen zu kommen, ergeben sich die in der Landwirtschaft einzuhaltenden günstigsten Aussaattermine. Werden Samen von Langtagspflanzen sehr zeitig im Frühjahr oder gar schon im Herbst ausgesät, dann bleibt längere Zeit für Bestockung und Blattbildung, liegt dieser Termin etwas später, kann der Blütenansatz reichlicher werden.

Die Kulturpflanzenentwicklung ist dadurch gekennzeichnet, daß der Mensch einen synchronen Entwicklungsablauf herbeiführt, denn in den Monokulturen kommen die Einzelpflanzen gleichzeitig zur Reife. Und bei der Ernte wird der Entwicklungszyklus in einem vom Standpunkt der menschlichen Bedürfnisse günstigen Zeitpunkt abgebrochen, in der Regel, bevor sich der Zyklus normalerweise vollendet hat.

Extrem zeitig erfolgt das z. B. bei den sogenannten Bambusspitzen. Salat, Spinat, Schnittlauch, Grünfutter werden vor der Blüte, Gartenblumen, viele Heilkräuter während der Blüte geerntet bzw. gesammelt. Zahlreiche Getreidearten, Gemüse, Obst, Gewürze interessieren wegen der Samen und Früchte. Manche Pflanzen werden gar erst nach Absterben ihrer grünen Teile der Speichervorräte wegen geerntet, wie z. B. die Kartoffel oder die Speisezwiebel.

Durch Lagerhaltung wird andererseits der Lebenszyklus von Pflanzen bzw. ihrer einzelnen Teile verlängert. Man denke an die Vorratshaltung von Äpfeln unter erhöhtem CO_2-Gehalt der Umgebungsluft, an die künstliche Unterdrückung der Keimung von Kartoffeln durch »Keimstopp« und Dunkelheit sowie die Behandlung von Zwiebeln mit Isotopen. Temperaturreduktion dient allgemein der Verlangsamung von Lebensprozessen. Andererseits setzt der Mensch Mittel zur künstlichen Beschleunigung bestimmter Abschnitte des Entwicklungszyklus (z. B. durch Anzucht im Gewächshaus, durch geeignete Lichtregimes, Temperatur, durch Wachstumsregulatoren) gezielt ein, um zu gewünschten Zeiten einen benötigten Pflanzenteil nutzen zu können.

Der Halmstabilisator Camposan führt einerseits zur Festigung der Getreidehalme, andererseits induziert er die Beendigung des Wachstums, er wird auch zur Förderung der Fruchtbildung bei Tomaten eingesetzt.

Unsere Haustiere

Die Haustierhaltung beeinflußt entscheidend den Zeitverlauf der in der Landwirtschaft tätigen Menschen. Frühes Aufstehen zur Versorgung der Kühe (Melken, Füttern), der Schweine, des Federviehs gehören genauso zum Alltag (und Sonntag) wie die Fürsorge für tragende Muttertiere, oft zu nächtlicher Stunde.

Einen wichtigen Fortschritt für die Zeitplanung des Menschen bei der Haltung und Zucht von Haustieren in großen Stalleinheiten stellt die Einführung der Ovulationshemmer dar. Durch gleichzeitiges Absetzen der Gabe von Ovulationshemmern tritt bei Schweinen synchron die nächste Ovulation ein, die dann zur erfolgreichen Besamung genutzt werden kann und schließlich zum annähernd synchronen Abferkeln führt. Erhebliche Eingriffe nimmt der Mensch bei Haustieren und auch bei Zootieren in die artspezifischen Zeitprogramme vor. So können die Tiere (insbesondere für die Zootiere relevant) ihre normalerweise zeitabhängig verlaufenden Ortswechsel und unter Umständen damit verbundene Anforderungen im Fortpflanzungszyklus nicht immer realisieren. Bei dazu noch anzustellenden Untersuchungen ist auch an die Störungen der Zeitordnung dieser Tiere zu denken. Es gibt einige zoologische Gärten, in denen durch geeignete Lichtregimes (am Tag Rotlicht, nachts Licht) zeitliche Übereinstimmung zwischen Besucherzeit und Dunkelaktivität der in Frage kommenden Tierarten erzielt wird.

Durch Schaffung künstlicher Zeitgeberbedingungen lassen sich die Leistungen von Haustieren wesentlich erhöhen. So kann die Legeperiode bei Hennen durch Beibehaltung von Langtagsbedingungen und richtig zusammengesetzte Fütterung auf das ganze Jahr ausgedehnt werden. Durch Langtagsbedingungen verbleibt die Hormonproduktion unter dem Einfluß des releasing factors Luliberin aus dem Hypothalamus. Dieser Freisetzungsfaktor, der durch Licht beeinflußbar ist, regt die Bildung von Hypophysenvorderlappenhormonen, zu denen das Follikelstimulierende (FSH) und das Luteinisierende (LH) Hormon gehören, an. Beide sind für die Reifung der Geschlechtszellen bedeutsam. Das Belichtungsregime in großen Hühnerhaltungsanlagen wird in fensterlosen klimatisierten Räumen so durchgeführt (Kolb 1980), daß die Küken bis zum Alter von 4 Wochen im Dauerlicht leben, dann bis zur 12. Woche im LD 12:12 und anschließend bis zur Legereife (4 bis 7 Monate) bei nur 6 Stunden Licht täglich gehalten werden. Während der Legezeit erfolgt eine Verlängerung der Lichtzeit um 18 Minuten in jeder Woche, so daß nun die Legehennen bei stetig wachsender Tageslichtdauer leben (»ewiger Frühling«). Gegen Ende der etwa 14monatigen Legeperiode ist Dauerbelichtung erreicht.

Unbewußt nahm der Mensch bereits während der Domestizierung Einfluß auf die Zeitprogramme der Tiere. Das Wildschwein als Stammform aller Hausschweine hat bei uns seine Hauptpaarungszeit zwischen November und Januar, es ist wie andere Wildtiere monöstrisch. Das Hausschwein aber ist das ganze Jahr über paarungsbereit, es ist polyöstrisch, jahreszeitliche Schwankungen eingeschlossen.

Den wohl stärksten Eingriff in das Zeitprogramm von Haustieren stellt das Schlachten dar. Der Schlachtzeitpunkt kann erheblich vor dem artspezifisch erreichbaren Ende des Individuallebens liegen, so z. B. bei Broilern, die in 12 Wochen schlachtreif gemästet werden. Ähnlich, nur mit anderen Zeiten, ist die Mast von Enten, Gänsen, Schweinen zum Zweck möglichst baldiger Erreichung der Schlachtreife angelegt.

Die Beeinflussung chronobiologischer Eigenschaften der Haustiere besteht natürlich auch darin, daß durch die vom Menschen festgelegten Fütterungszeiten der 24-Stunden-Rhythmus der Aktivität beeinflußt wird. Untersuchungen an Laborratten (die nicht als Haustiere aufzufassen sind) zeigten, daß am Tage, also während der Ruhezeit der Tiere, gegebenes Futter die Tiere so aktiviert, daß sie etwa 60 bis 80% der Aktivität erreichen können, die sie in ihrer eigentlichen Aktivitätszeit nachts zeigen (MLETZKO 1977). Bei Rindern gibt es ebenfalls Hinweise auf derartige Einflüsse durch das Pflegeregime des Menschen.

Daß der Mensch auch Wildtiere nachhaltig zu beeinflussen vermag, wurde festgestellt bei der Untersuchung der Aktivitätszeiten von Wildschweinen in einem Schutzgebiet, wo keinerlei Störungen durch Jagdbetrieb vorkamen. Es zeigte sich, daß die Wildschweine wahrscheinlich nur durch die Bejagung und andere anthropogene Störungen in die nächtliche Aktivität ausgewichen sind. Beeinträchtigungen der Zeitabläufe freilebender Tiere durch den Menschen sind häufig. So kann der gesamte Entwicklungszyklus abgebrochen werden, z. B. durch ackerbauliche Maßnahmen wie Tiefpflügen, elektrisches Abfischen in Teichen oder Seen, durch Fällen von Bäumen, die Nistmöglichkeiten für Vogelarten boten, durch Unterschreitung des erforderlichen Abstandes zu Vogelhorsten (Seeadler) u. ä. Diese Störungen sind zum Teil so schwerwiegend, daß die Tiere ihren artspezifischen Entwicklungszyklus nicht realisieren können (wie z. B. in Mitteleuropa die Großtrappe) und damit vom Aussterben bedroht sind.

Biorhythmische Aspekte im Arbeitsprozeß

Im Tagesablauf des erwachsenen Menschen dominiert die Arbeit. Dies brachte der Künstler MAX LINGNER (1978) in seinem 1941 entstandenen Buch »Le livre d'heures du travailleur« (Stundenbuch des Arbeiters) in Zusammenarbeit mit dem Dichter GAUCHERON in poetischen Bildern zum Ausdruck. Einige der den Tagesstunden zugeordneten Titel seien zur Veranschaulichung genannt: 6 Uhr – Frische Milch, 7 Uhr – Die Arbeit beginnt, 12 Uhr – Mittag in der Stadt, 17 Uhr – Zu Ende die Arbeit, 19 Uhr – Abendbrot im Kreis der Familie, 1 Uhr – Der Traum, 4 Uhr – Beim Gesang der Amsel.

Arbeitsalltag und Arbeitsleistung

Vielfach zitiert und dargestellt wurden die Ergebnisse von BJERNER et al. (1948), die eine Analyse der in einem Gaswerk in Schweden zwischen 1912 und 1931 gemachten handschriftlichen Aufzeichnungen von Ablesedaten der Meßgeräte vornahmen. Es

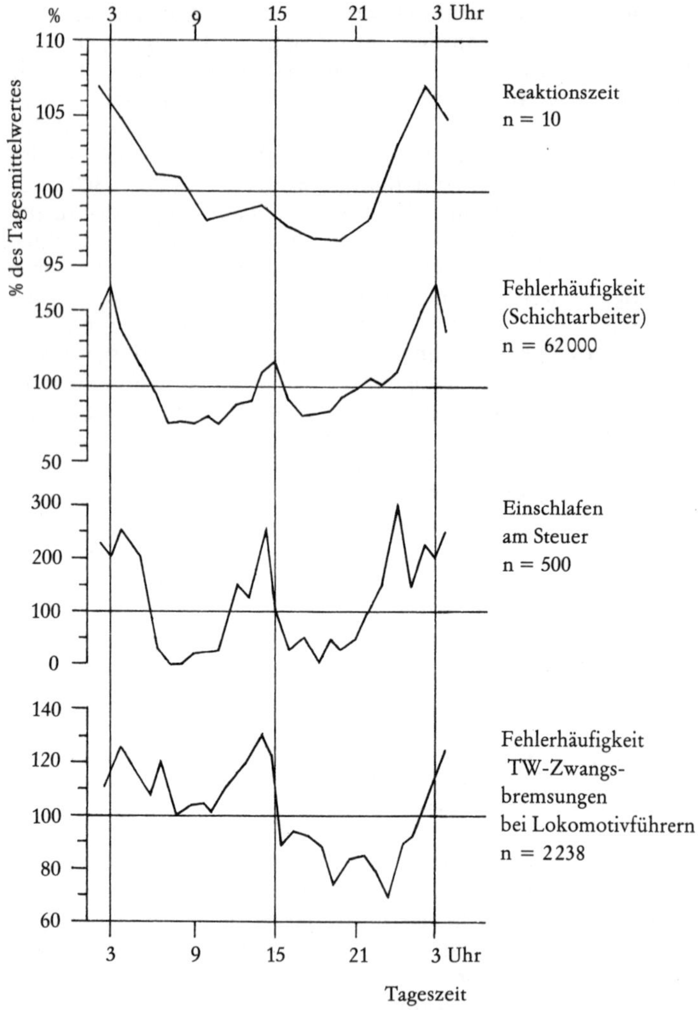

Abb. 42 Tagesrhythmus der Reaktionszeit (optisch) n = 10. (Voigt et al. 1968)
Fehlerhäufigkeit bei Schichtarbeitern (Gaswerk-Ablesefehler) n = 62 000. (nach Bjerner u. Swensson 1948)
Einschlafen am Steuer n = 500. (Prokop u. Prokop 1955)
Fehlerhäufigkeit und Zwangsbremsungen bei Lokführern n = 2 238. (Hildebrandt et al. 1974)

wurden 175 000 Stunden überprüft. Die dabei festgestellten 62 000 Ablesefehler verteilen sich in charakteristischer Weise über den 24-Stunden-Tag mit einem bedeutenden Maximum gegen 3 Uhr nachts und einem kleineren zwischen 14 und 15 Uhr. In späteren Jahren durchgeführte Untersuchungen über Aufmerksamkeitsleistungen im Zusammenhang mit anderen Tätigkeiten bestätigten im Prinzip diese Verteilung. Sie steht in guter Übereinstimmung mit dem Tagesrhythmus physiologischer Funktionen wie z. B. der Körpertemperatur, dem Ruhepuls, dem Blutdruck. Das bedeutet, daß für jeden Berufstätigen, sei er nun nur am Tage oder im Schichtsystem beschäftigt, die rhythmischen biologischen Veränderungen Einfluß auf seine Leistung zu einer bestimmten Zeit des Arbeitstages ausüben. Auch das tägliche Einarbeiten in den bereits bekannten Arbeitsablauf geht rhythmisch vor sich. Dies zeigt sich in einem über längere Zeit (bei geistiger Denkarbeit sogar über mehrere Stunden ausgedehnten) stufenförmigen Anstieg bis zu dem möglichen Leistungsoptimum. Anhand motorischer Leistungen konnte festgestellt werden, daß das Phänomen sogar durch zwischenzeitliche Leistungsreduktionen gekennzeichnet ist. Soll nun ein gleichbleibendes Arbeitsresultat erbracht werden, dann müssen zeitabhängig unterschiedliche Leistungsreserven aktiviert werden. Daraus resultiert eine unterschiedliche Beanspruchung des Menschen. Fallen nun besonders hohe Belastungen (meßbare Belastung ist zu unterscheiden von Beanspruchung) in Zeiten niedrigerer Leistungsfähigkeit, dann steigt die Beanspruchung, und raschere Ermüdung kann die Folge sein. Dabei gibt es hinsichtlich der muskulären Leistungsfähigkeit die Beobachtung, daß sie eigenartigerweise nachts sehr gut ist.

Infolge des zunehmenden Anteils von Arbeitsplätzen, die hohe Konzentration (z. B. Bildschirmarbeitsplätze) erfordern, ist den minutenrhythmischen Schwankungen der Aufmerksamkeit und anderer Funktionen wachsende Beachtung zu schenken. Sinz (1978) führte Berechnungen zu den kurzperiodischen Schwingungen von Herz- und Atemfrequenz, Reaktionszeit und raschen Augenbewegungen durch und verglich sie mit den Arbeitsleistungen. Es ergaben sich deutliche Zusammenhänge zwischen Veränderungen der Arbeitsleistung und der der biologischen Funktionen. Die bei Locherinnen in einem Rechenzentrum durchgeführten Messungen ergaben ein signifikantes Ansteigen der Fehlerzahl bei verschlechtertem Kopplungsgrad zwischen Herzfrequenz und Atemfrequenz im Laufe des Vormittags zwischen 7 und 11 Uhr, ein Absinken der Fehlerzahl nach einer kurzen Erholungspause und ein Maximum an Fehlleistungen gegen 14 Uhr. Zu dieser Zeit ist wiederum der Puls/Atemquotient verschlechtert.

Der Beanspruchungsgrad hängt u. a. von der subjektiven Einstellung zur ausgeführten Arbeit, der vorangegangenen Erholung bzw. Belastung und von Störungen (z. B. Lärm, extreme Temperaturen) ab und beeinflußt die Arbeitsleistung. Durch

Störungen wird sie besonders bei wenig geübten Personen gemindert. Monotonie der Arbeit führt rasch zu Leistungsverschlechterungen, schon Rhythmisierung des Arbeitsablaufes wirkt günstig. Überforderung und Unterforderung bringen baldige Ermüdung hervor. Die Leistungssenke um die Mittagszeit ist ausgeprägter bei Monotonie der Arbeit, bei unangepaßter Anforderung, bei unregelmäßiger Lebensweise und bei längerem Schlafdefizit. Die erblich bedingten Leistungsschwankungen biologischer Zustandsgrößen des Menschen sind demnach immer im Zusammenhang mit den arbeitsorganisatorisch und gesellschaftlich bedingten Umständen und auch dem Bildungsstand des Werktätigen zu sehen.

Das nächtliche Leistungstief gegen 3 Uhr führt im Arbeitsprozeß zum sogenannten »toten Punkt«, bei dem das Wachbleiben und Tätigsein mit größeren Schwierigkeiten verbunden ist. Messungen des EEG während dieser Zeit ergaben hin und wieder kurzzeitig Wellenformen, wie sie im Schlaf typisch sind. Für den Menschen haben die sozialen Beziehungen, die sich am ausgeprägtesten im Arbeitsprozeß und in der Familie realisieren, einen erheblichen Wert als Zeitgeber und tragen damit zur Stabilisierung der biorhythmischen Zeitordnung im Organismus bei.

Deshalb ist es in der Gegenwart unerläßlich, den sozial bedingten Zeitverschiebungen wissenschaftliche Aufmerksamkeit zu widmen, um Wohlbefinden und gesellschaftliche Wirkungsmöglichkeiten des Menschen zu garantieren. Letztere Faktoren beeinflussen einander erheblich.

Schichtarbeit

Schichtarbeit ist ökonomisch bedeutsam und aus vielerlei Gründen unbedingt erforderlich. So lassen sich solche Gegebenheiten wie Betreuung von Mensch und Haustier, internationaler Verkehr und Kommunikation, Energieerzeugung, Auslastung hocheffektiver Maschinensysteme, kontinuierliche Prozesse in der chemischen Industrie u. a. nur mit durchgängigen Arbeitszeitregimes bewältigen. Durch Schichtarbeit entsteht die Anforderung nach Umstellung der Körperfunktionen auf andere Zeitgeberbedingungen. Bei den in der Wirtschaft üblichen Schichtsystemen kommt es, wie vielfältige Untersuchungen ergaben, zu keinen stabilen Umstellungen des Gesamtbiosystems. Die Ursachen werden gegenwärtig darin gesehen, daß einerseits die Schichtlage relativ häufig wechselt (echte Inversion benötigt für viele Funktionen oft Wochen) und andererseits die soziale und geophysikalische Umwelt der Umstellung permanent entgegenwirkt. So bleiben nach Untersuchungen von Menzel (1950) an Schichtarbeitern mit schwerer und auch solchen mit leichter körperlicher Arbeit die 24-Stunden-Rhythmen von Blutdruck und Puls im wesentlichen unabhängig vom gerade ausgeführten Schichtrhythmus mit den höheren Werten am Tage und den niedrigeren in der Nacht. In der Nacht verringert sich die Blutdruckamplitude (Differenz zwischen systolischem und diastolischem Druck). Ist die Schlafdauer vor der Nachtschicht stark verkürzt, dann wird der nächtliche Abfall von Blutdruck und Puls besonders stark. Bei Frauen wurden dagegen während der Nachtarbeit relativ häufig erhöhte Pulswerte gefunden. An Nachtschwestern durchgeführte entsprechende Messungen mit Meßwerterfassung aller drei Stunden zeigten ebenfalls ein Weiterbestehen der Herzfrequenz- und Blutdruckrhythmik mit Maximalwerten zwischen 15.00 und 18.00 Uhr und Minimalwerten nach Mitternacht. Zwischenzeitlich am Tage auftretende Minima bleiben in jedem Falle oberhalb der nächtlichen Minima der arbeitenden Schwestern. Bei normal in das soziale und geophysikalische Umfeld integrierten schichtarbeitenden Menschen gelingt eine vollständige Inversion (Umkehrung) aller Rhythmen nicht. Bei Schaffung durchgängig veränderter Zeitgeberbedingungen in der Umwelt können die Rhythmen des Gesamtorganismus umgestellt werden. Untersuchungen der Tagesrhythmik in isolierten unterirdischen Räumen haben das bewiesen. Das zeigt sich auch in der Umstellung auf neue Zeitzonen bei Flugreisen in ferne Länder. Dabei kommt es in Abhängigkeit von der Geschwindigkeit und vom Ausmaß des Ortswechsels zu einer vorübergehenden Unordnung (Desynchronisation) in der Abstimmung der Einzelfunktionen aufeinander, da sie unterschiedlich rasch auf die Änderungen der Umweltzeitgeber ansprechen. Unwohlsein und auch geminderte Leistungsfähigkeit sind Ausdruck dieses Übergangszustandes in ein verschobenes Zeitgebersystem. Häufigem Wechsel der Zeitzonen (Piloten, Stewardessen) muß deshalb in bestimmten Berufsgruppen durch besondere Maßnahmen der Gesundheitsfürsorge entsprochen werden. In der Gegenwart wird von den Bedingungen und Problemen der Schichtarbeit in der wissenschaftlichen Diskussion am stärksten die Frage der Schlafmengen und der zeitlichen Lage des Schlafes berührt. Es wurde festgestellt, daß nach Nachtschichten grundsätzlich zu wenig geschlafen wird. Ähnliches trifft für den nächtlichen Schlaf vor der Frühschicht zu. Ein Vergleich zwischen den Gesamtschlafmengen dreier Schichttypen zeigt (WALSH et al. 1981), daß die mittlere totale Schlafzeit bei

Tagschichtarbeit 400 Minuten,
rotierender Schicht (früh und spät) 412 Minuten und
Nachtschichtarbeit 306 Minuten
beträgt.

Im Tagesschlaf der Nachtschichtarbeiter treten abweichend

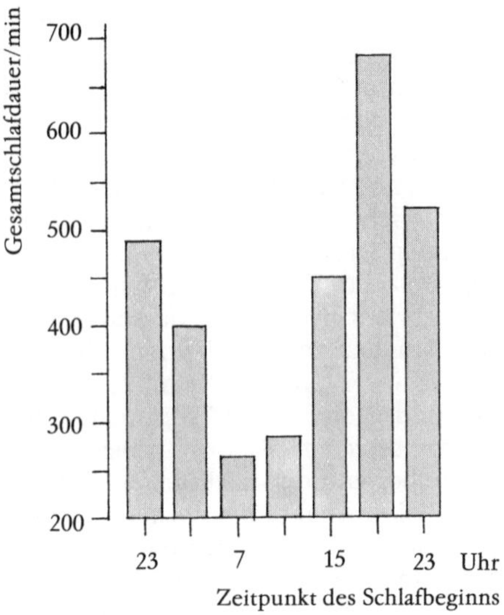

Abb. 43 Gesamtschlafdauer von sechs Versuchspersonen in Abhängigkeit vom Zeitpunkt (Abszisse) des Zubettgehens. (verändert aus Johnson et al. 1981)

von den anderen schon in der ersten Schlafstunde REM-Phasen auf, ihr Zeitanteil liegt hier bei 13,8%, während er bei den nachts schlafenden Tagschichtarbeitern in dieser Stunde gleich 0 und bei den in rotierender Schicht Beschäftigten 1,4% ist. Nachtarbeiter haben ein Schlafbild, das dem solcher Menschen gleicht, die unter chronischem Schlafdefizit leiden. Die Verkürzung der Schlaflänge im Tagesschlaf ist nicht nur durch äußere Störeinflüsse bedingt, denn die eben diskutierten Ergebnisse wurden unter Ausschaltung aller Lärmquellen gewonnen (die Versuchspersonen kamen zum Schlafen in ein abgeschirmtes Labor). Es gibt Hinweise darauf, daß während der Anstiegsphasen der Körpertemperatur das Schlafen Schwierigkeiten bereitet. Dies könnte ein Grund für die geringe Schlafdauer der Nachtschichtarbeiter am Tage sein, denn ihr Schlaf am Vormittag fällt zeitlich in den ansteigenden Teil der Temperaturkurve ihres Körpers. Hier könnten weitere Forschungen zum Auffinden der günstigsten Schlafzeiten beitragen. Der erholsamste Schlaf (subjektives Empfinden) mit der längsten Dauer erfolgt nach der Spätschicht. Die Kürze des Schlafes vor einer Frühschicht kommt durch den erzwungenen Schlafabbruch zustande, der verkürzte Schlaf nach der Nachtschicht beruht auf der Unmöglichkeit, den Schlaf trotz vorhandener Zeit auszudehnen. Hier spielen endogene Faktoren eine Rolle, was aber noch weiterer Klärung bedarf. Die noch dazukommenden Störungen des Tagesschlafes durch Umgebungsfaktoren sind erheblich. Dies sollte Anlaß zu weiteren Überlegungen für die Verbesserung der

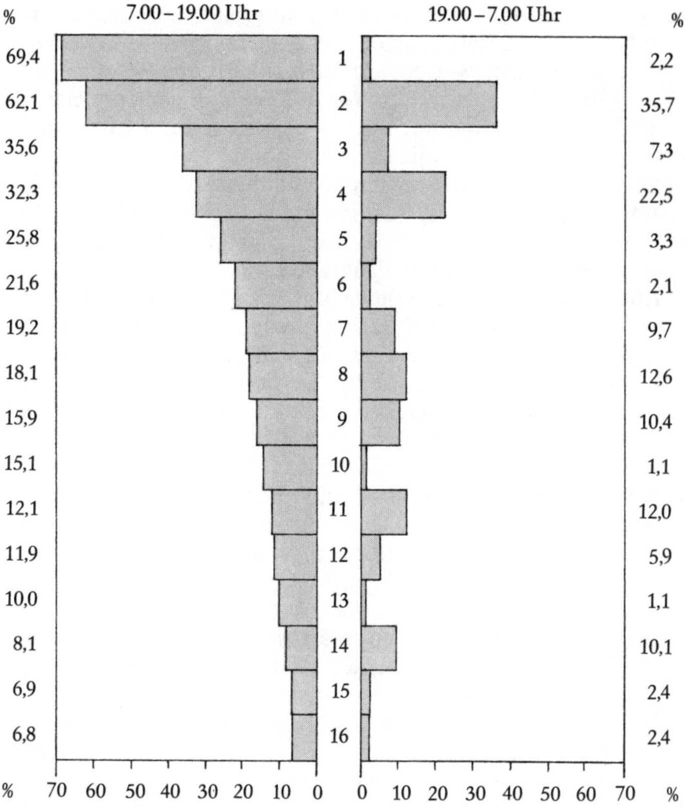

1 lärmende Kinder
2 Straßenverkehr
3 Telefon, Klingel
4 Flugverkehrslärm
5 Lärm d. Familienmitgl.
6 Mülltonnenentleerung
7 Stimmen d. Nachbarn
8 Wasserleitung, WC
9 anderer Lärm
10 Teppichklopfen
11 Eisenbahn
12 Fahrstuhl
13 Küchenlärm
14 Radio u. TV d. Nachbarn
15 Bauen
16 Fabriklärm

Abb. 44 Relative Häufigkeit verschiedener Ursachen für Schlafunterbrechungen bei Schichtarbeitern, die über Störungen während des Schlafes klagen. (aus Johnson et al. 1981)

Erholungsbedingungen der Schichtarbeiter und anderer nachts tätiger Menschen sein.

Die Anpassungsfähigkeit an Schichtarbeit ist sehr unterschiedlich. In der Regel erfolgt bereits eine Selbstselektion durch Wechsel des Arbeitsplatzes, wenn diese Leistungsanforderung nicht angemessen beantwortet werden kann. Auch aus diesem Grunde sind Befragungen von Schichtarbeitern mit der nötigen Sorgfalt auszuwerten, vor allem aber durch wissenschaftliche Daten zu fundieren. Ein Weg dazu ist z. B. der Vergleich der Schlafverluste anhand des EEG, wie es oben angedeutet wurde. Unter den möglichen mit der Schichtarbeit verbundenen Problemen ragen Schlafstörungen, Verdauungsstörungen und Einschränkungen bei der Teilnahme am gesellschaftlichen und familiären Leben hervor. Spättypen scheinen für Nachtarbeit besser geeignet zu sein als Frühtypen.

Aus alledem ergibt sich die Schlußfolgerung, daß weitere Forschungen zur Bestimmung des optimalen Schichtrhythmus notwendig sind, z. B. Zeitdauer der Schicht, Typ und Geschwindigkeit der Rotation. Notwendig ist ferner die Prüfung von Umweltfaktoren als Zeitgeber für den Menschen. Es ist herauszufinden, wann für das jeweilige Schichtsystem die günstigsten Schlafzeiten liegen und unter welchen Schichtarbeitsbedingungen die gesellschaftliche Integration des Menschen weitgehend gesichert werden kann. Dabei sind Alter, Geschlecht, Persönlichkeitstyp, Lebensstil, anderweitige Belastungen (z. B. durch Noxen) mit zu berücksichtigen. Aus all diesen Untersuchungen können dann wissenschaftlich begründete Kriterien für die Wertigkeit von Schichtsystemen erarbeitet werden, denn bisher wurden die Anforderungen der Schicht im wesentlichen aus dem zu bewältigenden Produktionsprozeß abgeleitet.

Ein seit etwa 20 Jahren in der Diskussion auftauchendes und versuchsweise in einigen Ländern auch schon praktiziertes Arbeitszeitregime ist die sogenannte »gleitende Arbeitszeit« (ALLENSPACH 1975). Es besteht darin, daß in einem vorgegebenen Zeitlimit Arbeitsbeginn und -ende frei wählbar sind. Die für einen längeren Zeitraum, z. B. für einen Monat, zu erbringende Arbeitszeit kann unterschiedlich auf die einzelnen Tage verteilt werden, wobei bestimmte Obergrenzen der täglichen Arbeitszeit nicht überschritten werden dürfen. Kommt dieses Arbeitszeitregime einerseits den z. T. erheblich gewachsenen Ansprüchen an eigene Entscheidungen des Werktätigen im Arbeitsprozeß entgegen, ist es andererseits auch aus chronobiologischer Sicht interessant. Denn diese Arbeitszeitvariante erlaubt die Berücksichtigung des Aktivitätstyps und damit eine Optimierung des Menschen hinsichtlich chronobiologischer Ansprüche in der Arbeit, die auch subjektiv positiv erlebt wird. Für den Frühtyp (»Lerche«) ist ein zeitiger Arbeitsbeginn günstig, denn die den Leistungsparametern zugrundeliegenden physiologischen Prozesse erreichen bei diesen Menschen morgens rasch ansteigend relativ zeitig ihr Aktivitätsmaximum, gehen aber auch relativ zeitig wieder niedrigen Werten entgegen. Im Gegensatz dazu hat der Spättyp (»Eule«) Schwierigkeiten, bereits frühmorgens hohe

Abb. 45 Wochengang der Herzmuskelinfarkte bei Männern (n = 2 079) in Wien von 1954 bis 1967. (verändert aus Rohmert u. Rutenfranz 1983)

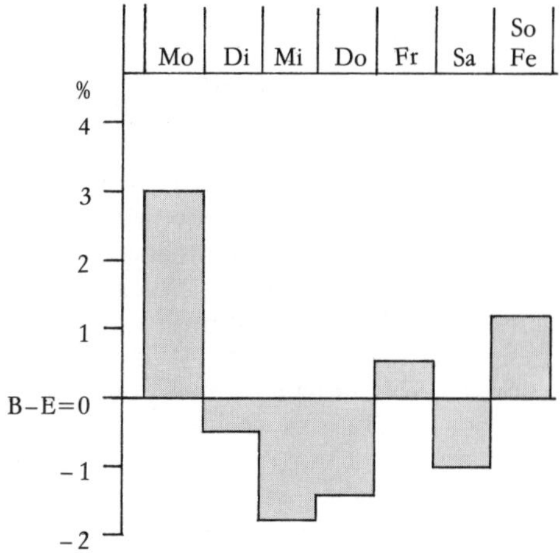

Konzentrations- und Geschwindigkeitsanforderungen zu erfüllen, kann aber spät abends noch ohne Schwierigkeiten produktiv sein. In diesem Falle ist ein relativ später Arbeitsbeginn sinnvoll. Nach bisherigen Erfahrungen sind etwa 25 % der Menschen dem Früh- und ebensoviele dem Spättyp zuzuordnen.

Uralt ist die Wochenrhythmik

Zu den beachtenswerten Zeitaspekten des Menschen im Arbeitsprozeß gehören wochenrhythmische Veränderungen. Die Herzinfarkthäufigkeit ist montags bei Männern am höchsten, Unfälle häufen sich zu Wochenbeginn, die Arbeitsleistung liegt unter dem Wochenmittelwert.

Seit Jahrtausenden existiert die Einteilung der Arbeit in Wochenabschnitte mit einem Ruhetag nach sechs Tagen Arbeit. Mit großer Wahrscheinlichkeit liegt dieser Erscheinung ein biologisch begründetes Erholungsbedürfnis zugrunde. Die alten Moralnormen enthalten in der Regel höchstens verdeckt Hinweise auf einen biologischen Hintergrund. Im christlichen Gebot »Du sollst den Feiertag heiligen« ist nichts derartiges zu vermuten. Versuche, die Arbeitswoche ohne Ruhetag auszudehnen, ergaben stets eine sinkende Arbeitsleistung und ansteigende Erkrankungsziffern (Menzel 1959). Sicher spielen hier auch Fragen der Einstellung zur Arbeit eine Rolle, doch sind die zahlreichen anderen Hinweise auf das Vorliegen einer biologischen 7-Tage-Rhythmik bedeutsam genug, sie der weiteren Forschung zuzuführen.

Die Funktion des arbeitsfreien Wochenendes besteht nicht nur darin, die sozialen Beziehungen in der Familie und im Bekanntenkreis zu pflegen sowie den Haushalt zu führen, sondern es ermöglicht den Abbau physischer und psychischer Belastungen und dient damit der Regeneration der körperlichen und geistigen Kräfte. Aktive körperliche Betätigung in dieser Zeit leistet gute Dienste und fördert insgesamt die Stabilisierung zahlreicher biologischer Regelkreise und ihrer Synchronisation. Dem gesellschaftlich relevanten Bedürfnis nach körperlicher, nach sportlicher Betätigung am Wochenende muß durch ein wachsendes Angebot entsprechender Sportarten entsprochen werden und kann nicht nur dem Zufall überlassen bleiben.

Natürlich haben auch die Pausen im Laufe eines Arbeitstages Bedeutung für die Erhaltung bzw. Wiederherstellung der Leistungsfähigkeit, desgleichen der Feierabend. Die Arbeitspausen sollten nach Möglichkeit so angelegt sein, daß der rhythmische Wechsel von Be- und Entlastung durch wissenschaftlich begründetes Vorgehen untermauert ist.

Auf Erfahrungswerten aufzubauen, genügt heute bei der Umwälzung zahlreicher Produktionsprozesse und anderer Tätigkeitsfelder des Menschen in der intensiv erweiterten Reproduktion nicht mehr. Unbedingt sollte gesichert werden, daß die Hauptpause innerhalb der Tagesarbeit während des Absinkens der biologischen Leistungsparameter, also etwa im Zeitraum zwischen 12 und 15 Uhr, realisiert werden kann. Bei überwiegend geistiger Tätigkeit ist die aus der körperlichen Arbeit übernommene Pausenlänge einer kritischen Analyse zu unterziehen. Die massenhafte Einführung der Arbeit am Computer macht das Problem der Pausengestaltung für die Betriebe besonders aktuell.

Aus chronobiologischer Sicht nicht weniger interessant erscheint die jährliche längerfristige Arbeitspause in Form des Urlaubs. Hier bieten sich Möglichkeiten der Rückführung beruflich bedingter Fehlanpassungen und vegetativer Regulationsstörungen (HILDEBRANDT 1983), die sich z. B. in der verminderten Fähigkeit zum rhythmischen Wechsel von psychischer Spannung und Lösung, in Dyssynchronisationen zwischen vegetativen Funktionen äußern. Als Ergebnis des Erholungsprozesses steigt die körperliche und geistige Leistungsfähigkeit, und die Streßtoleranz nimmt zu. Langfristig tritt dieser Effekt aber nur ein, wenn die zusammenhängende Urlaubsdauer 3 bis 4 Wochen, bei älteren Menschen bis zu 6 Wochen beträgt, denn erst innerhalb solcher Zeiträume kommt es zur Restabilisierung der z.T. gestörten Zeitordnung. Dafür spielen natürlich auch die sozialen Bedingungen des Arbeits- und Familienmilieus eine große Rolle. Ein wichtiger Indikator des Erholungszustandes ist unter anderem das Zahlenverhältnis der Frequenzen von Herz- und Atemtätigkeit.

Urlaubsbeginn und nach dem Urlaub liegender Arbeitsbeginn sind mit Umstellungskrisen verbunden, die zu einem erhöhten Erkrankungsrisiko führen. Diese Krisen, die etwa nach einer Woche ihren Höhepunkt erreichen, machen sich in solchen Zeitstörungen wie Schlaflosigkeit, Abgeschlagenheit, Verschärfung evtl. bereits vorliegender Herz- und Kreislauferkrankungen u. a. bemerkbar. Deshalb sollte unter Berücksichtigung des persönlichen Gesundheitszustandes und der Belastbarkeit die Wahl des Urlaubsortes und die nach dem Urlaub wieder mögliche Arbeitsbelastung diesen Gegebenheiten Rechnung tragen. Es ist günstig, nach dem Urlaub die Arbeit in der Wochenmitte wieder aufzunehmen, nicht am Montag. Insgesamt bieten Milieu- und Tätigkeitswechsel die besten Voraussetzungen für einen anhaltenden Erholungseffekt. Er läßt sich am Abbau von Desynchronisation, an der Wiederherstellung von Synchronisation, z. T. verbunden mit Gleichwert- und Amplitudenveränderungen, ablesen.

Die allgemein verbreitete Ansicht, der Urlaub im Sommer sei der erholsamste, ist einer kritischen Wertung zu unterziehen. Die stoffwechselanregende Wirkung eines Winterurlaubs, insbesondere bei aktiver Betätigung wie Skilaufen und Eislaufen, hat einen großen Wert für die Regeneration der zeitlichen Ordnung. Ein anderer Aspekt ist der der sogenannten biologischen Jahreszeiten. So kann ein vorübergehendes Ausscheiden aus dem Arbeitsprozeß während des biologischen Winters (November bis Februar) bedeutsam sein für die Erhaltung der Arbeitsfähigkeit über das ganze Jahr hinweg, insbesondere, weil psychisch beanspruchende Arbeitsumstände und -inhalte stetig zunehmen. Häufung der Erkrankungen des Herz-Kreislaufsystems u. a. ab November sowie die hohe Mortalität gegen Ende des biologischen Winters sprechen für eine Arbeitspause, z. B. auch für Kuren. Für geistige Leistungen wie wissenschaftliche und künstlerische Neuschöpfungen sollen nach Analysen über bedeutende Persönlichkeiten der biologische Frühling (März bis Mai, speziell der Mai), der September und der Sommer bevorzugt in Frage kommen, im Winter soll die geringste Produktivität zu verzeichnen sein (Faust 1976). Weitere wissenschaftliche Untersuchungen hierzu sind unbedingt noch erforderlich.

Musik

Bewegung des Menschen findet ihren vollendeten Ausdruck im Zusammenwirken mit Musik. Rhythmik der Bewegung und der Musik sind eng miteinander verknüpft. Bewegungen des Körpers im weitesten Sinne, eingeschlossen Tanzen und Feinmotorik des Stimmapparates, der Hände bilden letztlich auch die Grundlage der Erzeugung von Musik. Sei es die menschliche Stimme oder der gesteuerte Luftstrom in ein Blasinstrument, oder die Hand, die ein Musikinstrument betätigt, in jedem Falle ist das, was wir Musik nennen, ein Produkt des Menschen.

In einem neueren Wörterbuch der Musik ist zur Definition dieses Begriffes folgendes zu lesen (Hirsch 1985): »Tonkunst: Kunstdisziplin, deren Gegenstand sich im Prozeß der Auswahl und Systematisierung naturgegebener oder aus der Natur abzuleitender Töne, Klänge und Geräusche und deren zeitlicher, räumlicher formaler und künstlerisch schöpferischer Zusammenfügung in ihrem gesellschaftlichen Bezug auf den Menschen klingend als Objekt sinnlicher Wahrnehmung und geistigen Erfassens durch den Hörer realisiert.«

Musik als Kommunikationsmittel

Musik hat Kommunikationsfunktion zwischen den Menschen, sie dient aber auch der Selbstverständigung des Individuums, hat demnach Kommunikationsfunktion des Menschen mit sich selbst. Und schließlich hat Musik in besonderen, vom Menschen hervorgebrachten Situationen Kommunikationsfunktion zwischen ihm und Tieren. In neuester Zeit wird sogar von der Wirkung der Musik auf Pflanzen gesprochen.

Geht man davon aus, daß in die musikalischen Äußerungen neben dem Unbewußten das Bewußte mehr oder weniger stark einfließt, so ist Musik des Menschen stets auch eine mehr oder weniger verschlüsselte Widerspiegelung seines gesellschaftlichen Umfeldes. Es bleibt jedoch unbestreitbar, daß Vorformen musikalischer Äußerungen im Tierbereich vielfach anzutreffen sind und für die Kommunikation eine bedeutende Rolle spielen. Am geläufigsten ist uns wohl der Vogelgesang, der mittels Tönen, Klängen und Strophen Kommunikation zwischen Geschlechtspartnern, Rivalen u. a. erlaubt. Die rhythmischen Tonfolgen sind bei einigen Vogelarten durchaus abwandelbar im Sinne eines fakultativen Lernens (Star, Gelbspötter). Erzeugung rhythmischer Tonfolgen oder Klänge ist andererseits verbunden mit Analyse- und Rezeptionseinrichtungen der betreffenden Tierart für eben diese Klangkombinationen.

Wie stark Tiere auf akustisch-rhythmische Äußerungen, z. B. auch Musik, reagieren, kann bei Tierdressuren im Zirkus beobachtet werden. Tanzende Pferde, Bären, Hunde u. a. zählen zu bekannten Attraktionen. Ein neugekaufter Hund soll sich schneller beruhigen, wenn eine tickende Uhr in seinem Körbchen liegt. Durch ein Metronom können Gesang und Hüpfen von Vögeln beeinflußt werden. Und daß sogar Fische auf Klänge ansprechen, bewies K. v. FRISCH durch die Dressur von Elritzen auf Flötentöne.

Das Reagieren von Tieren auf Musik und Rhythmus ist ein Hinweis auf die Beeinflussung nichtbewußter Strukturen des Nervensystems und nachgeordneter Organe.

Akustische Äußerungen von Tieren regen die musikalische Phantasie des Menschen an. Das ist durch zahlreiche Musikstücke belegt, in denen ganze Gesangsstrophen von Tieren übernommen bzw. abgewandelt erscheinen, so im Streichquartett Opus 33/3 von Haydn (»Vogelquartett«), in den »Jahreszeiten« von Vivaldi oder auch in »Peter und der Wolf« von Prokovjev. Dabei wird aus anthropomorphistischer Sicht teilweise umgedeutet. Schlußfolgernd wollen wir feststellen, daß Musik als Tonkunst eine neue Qualität akustischer rhythmischer Äußerungen darstellt, indem der Mensch durch das bewußte schöpferische Element unter Verarbeitung der gesellschaftlichen Einflußgrößen einen unendlich scheinenden Reichtum an Klangkombinationen hervorzubringen vermag. Zur Erweiterung der Ausdrucksmöglichkeiten hat er ein umfangreiches Instrumentarium erfunden.

Dabei ist wiederum interessant, daß die Klangeigenschaften der verschiedenen Instrumente mit menschlichen Stimmungen und Verhaltensweisen in Beziehung stehen, d. h. die Erfindung eines Musikinstruments schloß ganz sicher die Bewertung (wohl meist unbewußt) der Nähe ihrer Klangbesonderheiten zu menschlichen Emotionen und Verhaltensweisen ein, so daß die Instrumente auch unter dem Gesichtspunkt der Erweiterung der akustischen Ausdrucksmöglichkeiten des Menschen vermittels der Musik zu sehen sind.

Die Violine »weint« oder »jubelt«, die Trompete kann »aggressiv« wirken, das Fagott »leise – beruhigend«.

Dient die Sprache primär der Sachinformation und benutzt Rhythmus und Klang als Vehikel, so haben Rhythmus und Klang in der Musik Eigenwert, die Sachinformation tritt zurück oder ist gar nicht erkennbar. Musik bringt Stimmungen und Emotionen des Menschen zum Ausdruck und weckt beim Hörer in der Regel Stimmungen und Emotionen, die jedoch mit denen des Komponisten und Interpreten nicht übereinstimmen müssen. Die Erlebnisantwort ist subjektiv, erfolgt sie doch gebrochen durch den individuellen Zustand des jeweiligen Hörers.

Zeitgeberwirkung auf den Menschen

Die akustischen Äußerungen des Menschen spielen, wie schon angedeutet, im Verhalten eine wichtige Rolle und wurden bereits von Darwin als für die Selektion bedeutsam angesehen. Die enge Verbindung zwischen rhythmischem biologischem Geschehen wie z. B. der Atmung und der Tonerzeugung war eine mögliche Voraussetzung der Herausbildung von Sprache und Musik (Harrer 1975). Rhythmisch tätige Strukturen bringen rhythmische Begleiterscheinungen hervor.

Nun ist bekannt, daß nicht nur die Atmung, sondern auch alle anderen Lebensvorgänge, von uns mehr oder weniger beachtet oder bemerkt, rhythmisch verlaufen. Das heißt, wir leben im Rhythmus, zugleich erleben wir aber auch diesen Rhythmus des Lebens, und letztendlich sind wir zu bewußtem Gestalten von Rhythmus in der Lage. Diese drei Elemente stellen sowohl ein entwicklungsgeschichtliches Nacheinander als auch ein mit dem jeweiligen Entwicklungsstand verknüpftes Nebeneinander und Miteinander dar. Bewußtes Gestalten von Rhythmus findet sinnfälligen Ausdruck in Tanz, Sprache, Musik, in vielen Sportarten.

Daß Musik mit körperlichen Rhythmen eng verknüpft ist, war schon im Altertum Gegenstand wissenschaftlicher Überlegungen. Herophilos (um 290 v. u. Z.) in Alexandria stellte Beziehungen zwischen dem Puls, gemessen mit einer Wasseruhr, und dem Auf und Nieder der musikalischen Metrik her (Kümmel 1968). Pythagoras empfahl tägliches Musizieren zur Gesundheit des Körpers (Munro 1986). Im Mittelalter spielte der musica-humana-Begriff eine große Rolle, und Galen postulierte gleiche Zahlengesetze für Puls, Gestirne und die Töne der Musik. Bis ins 16. Jahrhundert galt in Europa die Forderung, daß Ärzte für die Beurteilung des Pulses Kenntnisse der Musiktheorie besitzen müßten. Allerdings wurde erst im 18. Jahrhundert der Wirkung von Musik auf den Menschen belegbares wissenschaftliches Interesse entgegengebracht. Nicolai (1745) machte die Beobachtung, daß durch Musik die Tätigkeit des Herzens, die Verteilung des Blutes, die Hauttemperatur und die Atmung deutlich verändert werden, und Hufeland (1798) wies auf die Beeinflussung der Leidenschaft hin. Es gab Versuche, den Puls des Menschen faktisch als Metronom für die Musik zu verwerten und als Grundlage des Temposystems der Musik zu benutzen (Quantz 1753). Spätere Arbeiten bauten die Kenntnisse über den Zusammenhang körperlicher und musikalischer Rhythmen aus, wobei in unserem Jahrhundert das Problem der Wirkung von Musik auf das psychische Geschehen aus medizinischer Sicht zunehmend interessanter wurde und wird.

Die Musik als Produkt des Menschen weist ein relativ strenges Zeitmaß auf, das genauer sein kann als organische Rhythmen, und damit wird Musik einsetzbar als Zeitgeber. In dieser Eigenschaft ist sicher ein nicht unbedeutender Grund für die starke Wirkung von Musik auf physiologische und auf psychische Prozesse zu sehen. Bei allen Völkern und Kulturen spielen in vielfältigen Zusammenhängen (Kulthandlungen, Feiern, Märschen) Rhythmen bzw. Musik eine bedeutende Rolle. Wiegen- und Schlaflieder zeigen bei den verschiedenen Völkern ähnlichen Aufbau wie geringen Tonhöhenumfang, gleichmäßig fließende Dynamik, und die Wirkung ist jeweils dieselbe: Verlangsamung von Herz- und Atemfrequenz und Beruhigung mit Förderung des Einschlafens. In anderen Fällen dienen musikalische Rhythmen der Erregungssteigerung, unter Umständen bis zur Ekstase wie z. B. in Kulttänzen, aber auch heute in Beat- oder Rockklängen. Mit steigender Lautstärke können organische Reaktionen immer weniger verhindert werden.

Die Zeitgeberwirkung von Musik bzw. Rhythmus wird recht genau nachprüfbar in der Beeinflussung von Tachycardien (merklich erhöhte Herzfrequenz). Eine derartige Herzfrequenzbeschleunigung kann durch ein langsam schwingendes Metronom u. U. rückgängig gemacht werden.

Eine bedeutende Rolle spielt die Musik für die Förderung übereinstimmender Handlungsabläufe wie Marschieren, Wiegen, in die Hände klatschen, Gleichstimmung in Menschengruppen, denen man sich schwer entziehen kann. Jeder weiß, daß Musik eine entscheidende Hilfe für die Beibehaltung des Gleichschritts einer Gruppe von Menschen oder für das synchrone Zusammenwirken Tausender Sportler bei einer Massensportschau ist.

Die Ansprechbarkeit der Organsysteme des Menschen auf Musik ist individuell unterschiedlich und kann durch die Einstellung zur Musik beeinflußt werden. Die stärksten Reaktionen stellen sich beim eigenen Singen, Musizieren und beim Dirigieren ein. Die Reaktion von Herz und Kreislauf ist wesentlich stärker als bei anderen vergleichbaren körperlichen Anstrengungen. Die stärksten vegetativen Reaktionen erfolgen an emotional besonders wirksamen Stellen des Musikwerkes. Es ist bekannt, daß sogar plötzlicher Herztod während des Dirigierens vorkommt. Insgesamt sind die Einflüsse der Musik auf die Organrhythmen sowie die Gefühle und Stimmungen des Menschen unter Umständen erheblich und aus dieser Sicht für die therapeutische Praxis interessant.

Rhythmen als fundamentale Erscheinung des Lebens werden in jeder Lebensphase durch Rhythmen beeinflußt. Ein besonders interessanter Lebensabschnitt scheint aus dieser Sicht der Zeitabschnitt um die Geburt zu sein. Hinweise darauf kamen zuerst von Tierversuchen, bei denen die Prägung von Küken im

Ei auf bestimmte Rhythmen zwischen 12. und 15. Bebrütungstag vollzogen werden konnte. Dies führte dazu, daß die Küken nach dem Schlüpfen bevorzugt einer in gleicher Frequenz »rufenden« Attrappe folgten. Beim Menschen konnte man feststellen, daß Kinder, deren Mütter während der Schwangerschaft an Herzrhythmusstörungen litten, später bestimmte Schwierigkeiten beim Sprechenlernen aufwiesen. Akustische Prägungen sind schon bis zum 5. Schwangerschaftsmonat vollziehbar, und ab 26. Schwangerschaftswoche lassen sich Hörreaktionen (z. B. verstärkte Kindesbewegungen) hervorrufen. Ganz sicher bildet die mittlere Herzschlagfrequenz der Mutter in Ruhe eine Basis der Reaktion der Neugeborenen auf eine Beschallung mit einer Frequenz von 72. Derartig beschallte Neugeborene und Säuglinge schreien weniger und nehmen rascher zu. Dabei ist interessant, daß die Einschlafzeit bei Beschallung mit Doppelschlag entsprechend dem Herzschlag kürzer ist als bei einfacher Metronomfrequenz.

Der Mensch als Erzeuger von Musik

Untersucht man akustische Äußerungen bei Neugeborenen (SEEBASS 1979), so stellt man beim Schreien und Weinen charakteristische Rhythmen mit bestimmten Tonhöhen, steigenden und fallenden Tonfolgen sowie Intervallschritten fest, wobei variiertes Üben durch das Neugeborene auf individueller Basis erfolgt. Diese primären akustischen Äußerungen als Bestandteil des Verhaltens des Säuglings sind physiologischen Ursprungs und sind letztlich Grundlage für Sprache und Musik!

Säuglinge und noch offensichtlicher Kinder sind allgemein stark ansprechbar durch Musik und Rhythmus, wobei unmittelbare Bewegungsreaktionen erfolgen können. Der starke Einfluß von rhythmischen bzw. musikalischen Ereignissen auf die Entwicklung der motorischen Koordinationsleistungen bei Kindern ist ein beachtenswerter Faktor.

Musik hat als eine fundamentale Äußerung des Menschen eine umfangreiche Entwicklung genommen, sie spiegelt die Zeit im Erleben, in musikalische Form gebrachte Emotionen wider und beeinflußt andererseits sein Erleben und wirkt auf sein Verhalten.

Wie alle rhythmischen Vorgänge existiert die Musik im Nacheinander, hier speziell von Tönen und Klängen oder Klangkombinationen. Der Faktor Zeit in seinen rhythmisch geordneten Erscheinungsformen ist Grundmerkmal jeder Musik. Diese zeitliche Gliederung läßt sich nicht beliebig verändern, ohne die Eigenart der jeweiligen Musik zu zerstören. Jeder Ton muß eine Mindestzeit ertönen, um als solcher erkannt zu werden. Diese notwendige Minimalzeit ist bei tiefen Tönen länger als bei hohen Tönen. In der Regel gilt ein einzelner Ton nicht als Musik, erst die rhythmische Aneinanderreihung und Kombination von Tönen bzw. Klängen wird als Musik bewertet und erlebt. GÖLLNITZ und SCHULZWULF (1973) weisen auf vier Grundelemente der Musik hin:

1. das zeitliche Element, der Rhythmus,
2. das klangliche Element, Tonfolgen, Harmonien, Klangfarbe (abhängig von der Art des Instruments),
3. die Dynamik als gestaltende Kraft und
4. die Form als Ordnungsprinzip, innerhalb dessen sich Rhythmus, Klang und Dynamik entwickeln.

Die Musik weist Maßverhältnis auf, die zu den biologischen Rhythmen enge Beziehungen haben.

Der Mensch in der zeitlichen Pflicht

Als biotisches Teilsystem der Natur ist auch der heutige Mensch mit seinem sich generationsweise reduplizierenden Genom in das organismische Raum-Zeit-Kontinuum integriert. Er ist aber als bio-soziales Wesen charakterisiert, und da genetische größere Veränderungen seit der kurzen gesellschaftlichen Existenz des Menschen nicht festzustellen sind, ist aller gesellschaftlicher Progreß sozialen Ursprungs. Folgerichtig leitet sich aber aus dem Gesagten ab, daß bei allen Veränderungen im gesellschaftlichen Leben dem biotisch vorgegebenen »Raum-Zeit-Gefüge« Rechnung zu tragen ist, wenn wir von einem menschenwürdigen Dasein sprechen wollen. Wird dem zuwidergehandelt, dann können die Individuen trotz sozialer erworbener Hilfsmittel den gestellten Anforderungen nicht gerecht werden, können Krankheit oder sogar früher Tod die Folge sein.

Die Problematik der Akzeleration, die nun seit etwa 100 Jahren wissenschaftliches Interesse findet, ist ebenfalls ein Zeitproblem. Die Beschleunigung ontogenetisch aufeinanderfolgender Entwicklungsetappen läßt sich nicht nur für Gewicht und Körpergröße nachweisen, sondern zeigt sich auch in zeitlich vorverlagerter Geschlechtsreife und Persönlichkeitsentwicklung. Diese raschere Individualentwicklung bedeutet Zeitgewinn, was unter anderem auch aus der Sicht des wachsenden Tempos der Entwicklung von Wissenschaft und Technik Bedeutung erlangt. Durch die starken Veränderungen der Arbeitsmittel innerhalb der Lebensarbeitszeit einer Menschengeneration ist mehrfache und schnellere Qualifizierung mit neuen Inhalten notwendig. Es verwischen sich in diesem Zusammenhang die Relationen zwischen Freizeit und Arbeitszeit, von objektiver Zeitstruktur und subjektivem Zeitempfinden. Neben größeren Freiräumen für die Entfaltung geistiger Tätigkeit im Arbeitsprozeß entstehen bessere Möglichkeiten der Selbsteinteilung der Zeit für den Einzelnen. Dies ist nicht nur sozial, sondern eben auch biologisch von sichtlicher Relevanz.

Zur Erreichung höchstmöglicher Bildung und Gesundheit des Individuums ist in das Raum-Zeit-Gefüge sowohl der Arbeitsplatz, die häusliche als auch die natürliche Umwelt einzubeziehen.

Literatur

ABEL, H., A. BAUMGARTNER u. W. DONLE: Jahreszeit und Witterung im Krankheitsgeschehen. Münchener Universitätsschriften. 40, 1980

ALLENSPACH, H.: Die gleitende Arbeitszeit. Internationales Arbeitsamt Genf. 1975

ASCHOFF, J., S. DAAN u. G. A. GROOS (Hrsg.): Vertebrate Circadian Systems. Berlin, Heidelberg, New York 1982

ASSMANN, D.: Die Wetterfühligkeit des Menschen. Jena 1963

AVERY, T., S. S. CARDOSO, J. VENDITTI u. A. GOLDIN: Circadian-related Responses of Leucemic Mice to Dose-Ranging Chemotherapy with Cyclophosphamide. In: Chronopharmacology. Advances in the biosciences, Volume 19, Pergamon Press Oxford 1979

BADRAN, A. F., u. ECHAVE LLANOS, J. M., zit. in REINBERG, A., u. M. H. SMOLENSKY (Hrsg.): Biological Rhythmus and Medicine. New York, Berlin, Heidelberg, Tokio 1983

BEIER, W.: Theoretische Betrachtungen über Vitalität, Seneszenz und Lebensdauer multizellulärer Organismen. In: Prozesse des Alterns. Hrsg. Beier, W., Laue, R., Leutert, G., Rotzsch, W., und Schmidt, K. J. Berlin 1983, S. 38–52

BELEKE, H.: Herzinfarkt, stenokardische Beschwerden und Wetter. Med. Meteor, Hefte **12**, 56, 1958

BERTOLINI, R.: Wachstum und Altern der Organismen. In: Entwicklung, Wachstum, Mißbildungen und Altern bei Mensch und Tier. Hrsg. K. A. ROSENBAUER, Stuttgart 1969, S. 229–284

BLUMENFELD, C. M.: Studies of normal and abnormal nutotic activity, II. Arch. Pathol. Lab. Med. **35**, 667–673, 1943

BRÜNING, W., u. G. HILDEBRANDT: Chronobiologische Untersuchungen über die Sterbehäufigkeit von Kurpatienten im Verlauf von Bäderkuren. Z. angew. Bäder- und Klimaheilk. 27, 300–310 ff., 1980

BÜRGER, M.: Altern und Krankheit. Thieme Leipzig 1948

CAMPBELL, K. B., u. R. T. WILKINSON: Sleep in the natural enviroument: Physiological and Psychological Recording and Analysing Techniques. In: The Awenty-four hour workday. Hrsg.: Johnson, L. C., D. I. Tepas, W. P. Colquhoun, M. J. Colligan Cincinnati, 1981

COMFORT, A.: The biology of senescense, London 1956

CONARD, R. A.: An attempt to quantify some chinical criteria of aging. J. Gerontol. **15**, 358–369, 1960

CURTIS, H. J.: Das Altern. Die biologischen Vorgänge. Fischer Jena 1968

DAVID, H.: Struktur und Funktion der Leber im Alter – neue Erkenntnisse und Probleme. Z. Klin. Med. **43**, 1, 21–27, 1988

DÖRING, G. K.: Über die relative Häufigkeit des anovulatorischen Cyclus im Leben der Frau. Arch. Gynäk. **199**, 115, 1963

FAUST, V.: Biometeorologie. Der Einfluß von Wetter und Klima auf Gesunde und Kranke. Stuttgart 1976

FORET, J., O. BENOIT u. B. MERLE: Circadiem »profile« of short and long sleepers. In: The twenty-four hour Workday: Proceedings of a Symposicum on Variations in Work-Sleep Schedules. Cincinnati, 1981, S. 625–639

GATTERMANN, R.: Die Biorhythmik des Syrischen Goldhamsters (Mesocvicetus auratus WATERHOUSE 1839) und ihre mittelbare Nutzung des Indikator subletaler Belastungen. Diss. B., Halle 1980

GOERTTLER, K.: Orthologie und Pathologie der Entwicklung unter dem Aspekt von Raum und Zeit. Nova acta Leopoldina NF **53**, 244, 283–301, 1987

GWINNER, E.: Circannual Rhythmus. Berlin, Heidelberg, New York, London, Paris, Tokio 1986

HARBACH, B.: Die Motilaraktivität des Magen-Darm-Traktes, ihr 24-Stundenrhythmus und die tageszeitabhängige Beeinflussung durch Dimethoat am Beispiel der weißen Ratte (Rattus norvegius BERKENHOUT). Diss. A, PH Halle-Köthen 1989

HASTINGS, J. W., u. H.-G. SCHWEIGER (Hrsg.): The Molecular Basis of Circadian Rhythmus. Report of Dahlem Workshop on the Molecular Basis of Circadian Rhythmus Berlin (W) 1975, 1976

HÖFLICH, O.: Biometerologische Untersuchungen von Phantomschmerzen. Hamburg 1966

HELLBRÜGGE, T.: Die Entwicklung circadianer Rhythmen bei Kindern. In: Biologische Uhren (russ.) Hrsg. Scholja, S. E., Cold Spring Harbor Symposia in Quantitative Biology, Moskau 1964, S. 510–530

HILDEBRANDT, G. (Hrsg.): Biologische Rhythmen und Arbeit. Wien, New York, 1976

HOLLINGSWORTH, J. W., A. HASHIZUME u. S. JABLON: Correlations between tests aging in Hiroshima subjects. An attempt to define »physiological age«. Yale J. Biol. Med. **38**, 11–26, 1965

HOLLWICH, F., u. B. DIECKHUES: Changes in the circadian rhythm of blind peoples. In: Chronobiology. Hrsg. L. E. SCHEVING et al. Stuttgart 1974, S. 285–292

IMAI, Y., et al.: Daily variation of blood pressure in patients with Cushing's Syndrome. Tohoku, J. exp. Med. **153**, 67–74, 1987

JOHNSON, L. C., et al.: siehe Campbell u. Wilkinson

KLEITMAN, N., u. Th. G. ENGELMANN: Sleep characteristics of infants. J. Appl. Physiol. **6**, 269–282, 1953

LEHR, U.: Gerontologie: Eine interdisziplinäre Wissenschaft. In: Gerontologie – eine interdisziplinäre Wissenschaft. Hrsg. KRUSA, A., U. LEHR u. Chr. ROTT, München 1987

LEMMER, B.: Chronopharmakologie, Tagesrhythmen und Arzneimittelwirkungen. Stuttgart 1984

LINGNER, M., u. J. GAUCHERON: Stundenbuch des Arbeiters. Leipzig 1978

LOOS, G.: Spiel-Räume. In: Praxis der Musiktherapie, Hrsg. BOLAM, V., u. BERNIUS, V. Stuttgart, New York, Kassel 1986

MENZEL, W.: Zur Physiologie und Pathologie des Nacht- und Schichtarbeiters. Arbeitsphysiologie **14**, 304, 1950

MENZEL, W.: Die Bedeutung des Feiertages in ärztlicher Sicht. Vortrag auf der Tagung »Freizeit und Muße« d. Evang. Akademie Hamburg, 1959
MENZEL, W.: Menschliche Tag-Nachtrhythmik und Schichtarbeit. Basel, Stuttgart 1962
MLETZKO, H.-G.: Chronobiologische Oscillationen ausgewählter Parameter der weißen Ratte (Biorhythmik). Diss. B., Univ. Halle 1977
MLETZKO, I., H. GRILL, H.-G. MLETZKO u. I. KÖPPER: Zur Postembryogenese der Laborratte unter biorhythmischem Aspekt. Wiss. Z. PH Halle, XXIII, 2, 55–57, 1985
MUNRO, S.: Musiktherapie bei Sterbenden. In: Praxis der Musiktherapie. Hrsg. BOLAG, V., u. V. BERNIUS. Stuttgart, Kassel 1986
OKUNEVA, G. N., L. T. SCHEVELEVA, V. A. MIRGORODSKAJA u. E. A. WJALOV: Tagesrhythmen des Säure-Basen-Gleichgewichts, des Gasgehaltes des Blutes und der äußeren Atmung bei Gesunden. In: Theoretische und angewandte Aspekte der Analyse der Zeitorganisation von Biosystemen. Moskau 1976, S. 131–137
PHILIPPENS, K. M. H.: Circadian variations in rat liver mitochondrial activity. In: Chronobiology. Hrsg.: SCHEVING, L. E., F. HALBERG, J. E. PAULY. Stuttgart 1974, S. 23–28
PÖLLMANN, L., u. P. H. P. HARRIS: Rhythmic changes in pain sensitivity in teeth. Int. J. Chronobiol. **5**, 459–464, 1978
PRIESTLEY, M.: Musiktherapeutische Erfahrungen. In: Praxis der Musiktherapie. Hrsg. V. BOLAY und V. BERNIUS, Stuttgart, New York, Kassel 1982
PRESMAN, A. S.: Elektromagnetische Felder und die lebende Natur. Moskau 1968 (russ.)
REINBERG, A., u. F. HALBERG: Chronopharmacology. Proceedings of the Satellite Symposium of the 7th International Congress of Pharmacology. Oxford, N. Y., Pergamon Press 1979
REINBERG, A., u. M. H. SMOLENSKY: Biological Rhythmus and Medicine. New York, Berlin, Heidelberg, Tokio 1983
REITER, R.: Meteorobiologie und Elektrizität der Atmosphäre. Leipzig 1960
RENSING, L., K. GOEDEKE, G. WASSMANN u. G. BROICH: Presence and Absence of Daily Rhythmus of Nuclear Size and DNA Synthesis of Different Normal and Transformed Ells Culture. J. interdiscipl. Cycle Res. **5**, 3–4, 267–276, 1974
RICHTER, C. P.: Biological clocks in medicine and psychiatry. Springfield 1965
RIES, W.: Studien über das biologische Alter. In: Prozesse des Alterns. Hrsg. BEIER, W., R. LAUE, G. LEUTERT, W. ROTZSCH u. U. J. SCHMIDT, Berlin 1983
ROHMERT, W., u. J. RUTENFRANZ: Praktische Arbeitsphysiologie. Stuttgart 1983
ROSENBAUER, K. A.: Zelle, Zellteilung, Keimzellen, Primitiventwicklung und Placentation. In: Entwicklung, Wachstum, Mißbildungen und Altern bei Mensch und Tier. Hrsg. K. A. ROSENBAUER, Stuttgart 1969, S. 3–95
ROTHER, P.: Morphometrisch faßbare Alternsprozesse. In: Prozesse des Alterns. Hrsg. BEIER, W., S. 246–275
RUBY, J. R., L. E. SCHEVING, S. B. GRAY u. K. WHITE: Demonstration of a

circadian Rhythm of Nuclear DNA in liver. In: Chronobiology. Hrsg. SCHEVING, L. E., F. HALBERG u. J. E. PAULY. Stuttgart, Tokio 1974, S. 33–37

SCHEVING, L. E., u. F. HALBERG: Chronobiology. Stuttgart, Tokio 1974

SCHLENZ, M.: Der rhythmische Wechsel des mittleren Zellvolumens der Leber und der NNR bei Ratte und Maus. Med. Diss. Heidelberg 1948

SCHUH, J., R. GATTERMANN u. J. A. ROMANOV: Chronobiologie und Chronomedizin. (Vorträge des III. DDR-UdSSR-Symposiums), Halle 1987

SCHWABE, Ch.: Aktive Gruppenmusiktherapie. Leipzig 1983

SASLAVSKAJA, R. M., M. G. VARSCHITSKIJ, B. G. VARSCHITSKIJ, I. Ch. OLEVSKIJ, M. M. TEIBLUM, u. S. G. DUDA: Die Effektivität von Chronodiagnostik und Chronotherapie in der Herz-Kreislauf-Pathologie. In: Chronobiologie – Chronomedizin. Hrsg.: SCHUH, J., R. GATTERMANN, J. A. ROMANOV. Halle 1987

SINZ, R.: Zeitstrukturen und organismische Regulation. Berlin 1978

SMOLENSKY, M. H., F. HALBERG u. F. SARGENT: Chronobiology of the live sequence. In: ITOH, S., K. OGATA u. H. YOSHIMURA (Hrsg.). Advances in Climatic Physiology. 281–318, Tokio 1972

URBASZEK, W.: Diagnostik und Therapie der Herzrhythmusstörungen. Leipzig 1982

WALSH, J. K., D. I. TEPAS u. Ph. D. MOSS: The EEG sleep of night and rotating shift workers. In: JOHNSON, L. C., et al.: The twentyfour hour workday: Proceedings of a Symposium on Variations in Work-Sleep Schedules. S. 451–465, Ohio 1981

WEITZ, W., u. W. VOLLERS: Über rhythmische Kontraktionen der glatten Muskulatur an verschiedenen Organen. Z. ges. exp. Med. **52**, 723–746, 1926

YASUE, H., S. OMOTE, A. TAKIZAWA, M. NAGAO, K. MIWA u. S. TANAKA: Circadian variation of exercise capacity in patients with Prinzmetal's variant angina: role of exercise-induced coronary arterial spasm. Circulation **59**, 938–948, 1979

ZEISSIG, H., u. W.-D. ZEISSIG: Untersuchungen zur Multimorbidität im höheren Lebensalter. Diss. A, Leipzig 1981